AF401244

DES OBSTACLES

QUE LE COL UTÉRIN PEUT APPORTER

A L'ACCOUCHEMENT

PAR

FR. EM. YGONIN

DOCTEUR EN MÉDECINE DE LA FACULTÉ DE PARIS

ANCIEN INTERNE DE LA MATERNITÉ DE LYON

PARIS

ADRIEN DELAHAYE, LIBRAIRE-ÉDITEUR

PLACE DE L'ÉCOLE-DE-MÉDECINE, 23

—

1863

A MON PÈRE

DOCTEUR EN MÉDECINE

Membre de la Société impériale de Médecine de Lyon

AVANT-PROPOS.

Ayant été à même d'avoir observé un assez grand nombre d'accouchements, j'ai été frappé de la différence de durée dans le travail de chacun d'eux, tout en faisant abstraction des circonstances d'inertie utérine et de causes de dystocie proprement dites. Je me suis demandé si, pour un grand nombre de ces accouchements longs sans être laborieux, on ne faisait pas une trop large part à ces causes vagues dites prédispositions spéciales. Faute de mieux connaître les vraies causes qui rendent l'accouchement lent, on ne pourra remédier à cette lenteur; celle-ci peut donc compromettre la réputation du médecin; par exemple, dans le cas où un confrère appelé réussirait mieux que le médecin traitant à accélérer le travail. Mais, comme considération à mettre bien au-dessus de cet intérêt professionnel, on peut dire qu'il n'est pas indifférent, pour la santé future de la femme et pour celle du fœtus, que le travail soit plus ou moins long. Mon attention ayant été appelée sur ce sujet au point de vue soit de la période de préparation ou de dilatation, soit au point de vue de la période d'expulsion, j'ai trouvé que, dans un plus grand nombre de cas qu'on ne le pense, la lenteur du travail devait être rapportée à certaines modifications vitales ou organiques du col. Je n'ignore pas que ces particularités ont été déjà traitées; mais, comme on a commis, à propos de ces modifications, des confusions qui sont préjudiciables à la valeur du traitement, j'ai voulu étudier ce sujet, et, pour plus de clarté, le présenter sous une forme didactique. J'ai dû ajouter quelques chapitres relatifs à l'inclinaison de l'orifice utérin, aux tumeurs implantées sur son pourtour, etc. Ces chapitres ont été un peu écourtés, il est vrai; cependant j'ai pensé devoir les conserver dans le seul but de compléter le cadre nosologique du col utérin *au point de vue de l'accouchement.* — Je n'ai point la prétention de faire, là-dessus, un travail sans lacunes, mais j'aurai souvent l'occasion de renvoyer le lecteur aux ouvrages qui leur fourniront les détails que j'ai négligés.

Paris, 10 juillet 1863.

EM. YGONIN.

DES OBSTACLES

QUE LE COL UTÉRIN PEUT APPORTER

A L'ACCOUCHEMENT

Parmi les causes qui rendent le travail de l'accouchement plus ou moins difficile, il en est de moins fréquentes que les autres, mais qui n'en méritent pas moins l'attention des accoucheurs ; je veux parler des causes provenant du col utérin. Par cela même que ces causes ne se reproduisent pas souvent, et qu'elles peuvent, pour un certain nombre d'entre elles, cesser spontanément, sans nécessiter d'urgence l'intervention de l'art, il en résulte qu'elles peuvent échapper au médecin qui n'aurait pas fixé suffisamment son attention sur ce sujet. On conçoit de plus que si ce genre d'obstacle échappe à l'accoucheur, et que celui-ci croie avoir affaire à une inertie utérine, à une mauvaise conformation du bassin ou de la tête fœtale, son intervention mal entendue puisse rester sans effet et même être dangereuse.

Il y a plusieurs genres d'obstacles que le col utérin peut apporter à l'accouchement ; nous les passerons successivement en revue ; c'est ainsi que nous étudierons : 1° l'oblitération du col. Nous faisons rentrer dans ce chapitre, l'agglutination des lèvres du col, qui

peut être considérée comme une variété d'oblitération ;
2° les abcès du col ; 3° l'obliquité du col (1) ; 4° l'œ-
dème de la lèvre antérieure ; 5° les tumeurs diverses
du col ; enfin 6° nous insisterons plus spécialement
sur sa rigidité, à propos de laquelle des dissidences
existent au point de vue du traitement. Nous verrons
que ces dissidences reposent sur certaines distinctions
de nature que nous apprécierons.

CHAPITRE 1er.

De l'oblitération du col utérin.

L'obstacle dont la nature se présente naturellement
la première à l'esprit, c'est l'imperforation du col. Disons tout d'abord que l'imperforation, qui est un vice
congénital, ne peut exister chez une femme enceinte
qu'à la faveur d'une anomalie fort rare, anomalie par

---

(1) Quant au prolapsus de l'organe utérin, il entraîne quelquefois
l'avortement en maintenant le fœtus dans le petit bassin, et en l'em-
pêchant ainsi de se développer complétement ; mais, au point de vue
du travail de l'accouchement, le prolapsus ne présente rien de bien
spécial. M. Seguin rapporte dans sa thèse (1850) une observation
prise dans le service de M. Cazeaux, observation dans laquelle on voit
une dame, âgée de 27 ans, accoucher sans difficultés, bien qu'elle fût
affligée d'une chute complète de l'utérus. Le prolapsus est dit complet,
quand l'utérus arrive au niveau de la vulve et même la dépasse. Je me
rappelle avoir entendu citer un cas analogue par M. Barrier, de Lyon,
dans une de ses cliniques ; le coït fécondant s'était fait directement
dans la cavité du col, qui s'était graduellement transformé en un large
canal.

laquelle les trompes s'ouvriraient en dehors de la cavité utérine et dans les culs-de-sac vaginaux (1). Quant à l'oblitération elle est elle-même assez rare pour avoir été longtemps niée. Baudelocque, auquel sa raison refusait d'y croire, alla jusqu'à nier l'authenticité des observations fournies par Martins aîné. Bien que Laër, Flamand, Lobstein, en eussent déjà fourni eux-mêmes, il fallut que de nouveaux faits fussent publiés par le frère de Martins, et enfin que M. Velpeau et plus tard M. Depaul en observassent des cas bien constatés pour que ce fait pathologique passât définitivement dans le domaine de la science.

Dans un travail remarquable, M. Depaul cite, indépendamment de trois cas intéressants qu'il a observés dans sa pratique, un certain nombre de cas analogues, empruntés à Th. Simpson, Lauverjat, Martins aîné, M. Caffe, puis il déduit de cet ensemble de faits l'histoire complète de cette question. Quand je lus le mémoire de M. Depaul, ma première impression fut de laisser de côté un sujet que je ne pouvais traiter

---

(1) N.-C. Baudelocque a vu chez une femme un canal qui semblait être le résultat d'une bifurcation de la trompe, et qui, parcourant toutes les parois utérines, venait s'ouvrir tout près du col, à la partie supérieure du vagin ; Mme Boivin a rencontré un canal semblable ; enfin Mauriceau, Dulaurens, dans leurs écrits, considèrent son existence comme assez fréquente. D'après les recherches récentes de M. Gærtner, ce canal est constant chez la truie, avec cette différence qu'il prend naissance dans les ligaments larges et qu'il aboutit près du méat urinaire ; il est revêtu d'un épithélium cylindrique à cils vibratiles.

Hâtons-nous de dire que les anatomistes modernes, entre autres M. Follin, l'ont vainement cherché chez la femme, et qu'on doit considérer ces dispositions anatomiques comme des anomalies rares.

convenablement après un pareil maître, puis je pen-
sai qu'en laissant tout à fait de côté l'oblitération du
col utérin je ne remplissais pas complétement le cadre
que je m'étais tracé ; je me bornerai donc à esquisser
rapidement les principaux points étiologiques et sym-
ptomatologiques qui ont trait à cette portion de mon
travail, puis, après avoir cité un assez grand nombre
d'observations et donné le résumé succinct de celles
qui présentent le plus d'intérêt, je rapporterai un fait
récent d'oblitération du col qui me vient de la Maternité de Lyon et qui m'est envoyé avec une extrême
obligeance par M. Berne, chirurgien en chef de la Charité. Je renvoie, bien entendu, ceux qui voudraient
lire sur ce sujet un travail plus complet au mémoire
de M. le professeur Depaul, publié dans le tome XXIV
des *Mémoires de l'Académie.*

ÉTIOLOGIE.

Nous avons vu qu'on ne peut admettre l'oblitération
complète du col préexistant à la fécondation, et il faut
regarder comme établi que le travail morbide qui a
produit l'oblitération a commencé depuis la fécondation, ou bien qu'il existait antérieurement, qu'il avait
notablement rétréci l'ouverture du col, et que la
grossesse intervenant a créé des conditions favorables
pour compléter la soudure, par exemple, en suppri-
mant l'écoulement périodique des règles (1). Un grand

---

(1) M. Depaul rapporte cependant un cas où cet écoulement n'a pas
empêché l'oblitération de devenir complète dans l'intervalle de deux

nombre d'oblitérations utérines peuvent se rattacher à un travail cicatriciel qui se serait passé sur le col à la suite d'un accouchement laborieux antérieur ayant nécessité une intervention plus ou moins sérieuse, et ce travail à la fois de réparation et de rétraction ne s'achèverait qu'après l'époque de la seconde conception. Toutefois M. Depaul établit par des faits qu'il n'est pas nécessaire que les accouchements préalables qu'a eus la malade aient été laborieux, et on le comprend quand on considère les désordres locaux considérables entraînés par l'accouchement le plus simple et le plus naturel.

Le même auteur établit ensuite que l'accident dont il s'agit peut se produire chez les primipares sous des influences traumatiques ou autres ; citons, entre autres, toute blessure du col, une opération chirurgicale faite sur cette région, les ulcérations, les cautérisations plus ou moins profondes du col, les injections irritantes (voy. obs. 9 et 10), l'abus du coït... En définitive, toutes ces variétés de causes auraient pour origine commune l'inflammation avec les causes nombreuses qui peuvent la produire ; mais il se rencontre des cas dans lesquels on ne peut pas invoquer d'accouchements antérieurs, et à la fois dans lesquels les organes internes de la génération paraissent avoir conservé toute intégrité jusqu'à la fécondation (voy. obs. 3). Resterait donc à déterminer pour ces cas si par le fait seul de la grossesse, une inflammation plus ou moins étendue peut

---

grossesses, si bien qu'il y eut consécutivement rétention du flux menstruel dans la matrice.

s'emparer de la matrice; or la métrite partielle ou générale chez quelques femmes enceintes est pour M. Depaul un fait incontestable démontré par l'autopsie. On comprend alors que l'inflammation du col puisse, sans aller jusqu'à la suppuration, produire l'adhésion des lèvres, soit d'une manière immédiate, soit par l'intermédiaire d'un bouchon plastique.

DIAGNOSTIC ET SYMPTOMATOLOGIE.

Nous considérons à l'oblitération du col deux siéges, l'orifice interne et l'orifice externe, et deux degrés, l'oblitération proprement dite et la simple agglutination des lèvres. Dans tous les cas, les douleurs et les contractions persistent assez fortes sans avoir aucune efficacité; les eaux ne s'écoulent pas, la femme finit par être en proie à une anxiété extrême; enfin on ne trouve encore aucun orifice en voie de dilatation; mais nous allons examiner les signes fournis par le toucher.

Lorsque l'obstruction siége au niveau de l'orifice interne (voy. obs. 2), le diagnostic est d'autant plus difficile qu'on n'est pas conduit à soupçonner tout de suite la nature de l'obstacle, surtout avant le travail. Cependant, à l'aide du doigt, on finit par s'apercevoir qu'on ne peut franchir l'orifice interne et qu'on rencontre une cloison. On peut aussi, avec le spéculum, soulever un peu l'utérus; les lèvres du museau de tanche s'écarteront davantage, et on s'assurera *de visu* de la soudure complète de l'orifice supérieur.

L'oblitération de l'orifice externe est la plus fré-

quente, parce que cet orifice est beaucoup plus exposé
aux inflammations et à l'ulcération. C'est aussi au niveau de la partie moyenne et inférieure de la cavité
du col que se montre ce qu'on appelle l'agglutination
des lèvres du col, par opposition à l'oblitération due
à la production d'un tissu cicatriciel entre ces mêmes
lèvres. Cette complication, assez rare, a été surtout
étudiée par MM. Jacquemier et Naegele, celui-ci en a
pu observer quatorze cas (Naegele fils : *Conglutinatio
orificii uteri externi partus impeditum*). L'agglutination est en quelque sorte un premier degré de l'obstruction proprement dite; elle rentre dans une partie
plus restreinte du cadre étiologique que nous avons
donné; elle paraît se produire soit sous l'influence
de l'épaississement du mucus gélatiniforme qui est
sécrété dans la cavité du col à la fin de la grossesse,
et c'est ce que Naegele appelle le bouchon plastique,
soit à la suite d'une inflammation adhésive ayant produit entre les lèvres la sécrétion d'une matière analogue à celle qui unit le placenta à l'utérus et dans
certains cas le poumon à la plèvre, les anses intestinales entre elles. L'union des lèvres se fait ainsi au
moyen d'un tissu pseudo-membraneux ou d'une toile
celluleuse. Enfin M. Naegele rapporte un certain
nombre de ces faits à une prédisposition spéciale de
quelques femmes chez lesquelles l'agglutination des
lèvres utérines s'est produite à la fin de plusieurs
grossesses consécutives.

Ce qui frappe tout d'abord dans les divers cas d'o-
blitération de l'orifice externe, c'est l'existence d'une
tumeur lisse et arrondie, volumineuse, assez fortement

engagée dans l'excavation pelvienne, de consistance
assez ferme quand la tête se présente. Cette tumeur,
formée par la tête fœtale, coiffée du segment inférieur
de l'utérus, est quelquefois remarquable par l'absence
de toute saillie ou dépression pouvant donner l'idée de
l'existence du col utérin. C'est ce qui arrive lorsqu'il y
a eu soudure régulière entre les deux lèvres du museau
de tanche ; mais le plus souvent sur un des points de la
tumeur, on rencontre les vestiges d'une ouverture qui
a dû exister, vestiges accompagnés quelquefois de
brides cicatricielles. Derrière ces brides ou ces inégalités, on sentira assez souvent une petite dépression
en forme de cul de poule, au fond de laquelle on
perçoit quelquefois la fluctuation amniotique. Dans
un certain nombre de cas, l'orifice utérin, bien que
paraissant complétement oblitéré, est en réalité transformé en un pertuis presque capillaire et obliquement
dirigé qui échappe le plus souvent à l'attention de l'accoucheur. En général, lorsqu'on a affaire à la simple
agglutination, les lèvres du col peuvent le plus souvent être facilement perçues ; elles sont plus régulières, moins effacées que dans l'oblitération proprement dite ; enfin on reconnaîtra aussi cette agglutination
à la facilité avec laquelle on peut la détruire. On sera
frappé, dans ces différents cas, de la sécheresse du
fond du vagin, qui n'est pas habituelle au début d'un
travail ordinaire, et qui s'explique ici par l'impossi-
bilité qu'il y a à ce que la sécrétion glaireuse produite
surtout dans la cavité du col, s'échappe au dehors.
Remarquons que dans ces examens du col, il faut
toujours toucher fortement en arrière ; car c'est sur-

tout en arrière qu'on trouvera le col, s'il existe. Si celui-ci est ainsi refoulé en général, cela ne résulterait pas, d'après M. Depaul, de l'obliquité utérine, mais surtout de ce que la paroi antérieure du segment inférieur de l'organe prend un accroissement plus considérable que la paroi postérieure. Dans tous les cas, il est indispensable, pour bien trouver la place du col, de toucher dans toute son étendue l'insertion circulaire du vagin; on facilitera son diagnostic au moyen du spéculum et du stylet.

Il est toutefois des circonstances qui peuvent rendre plus difficile la constatation d'une oblitération du col; c'est, par exemple, l'étroitesse du détroit supérieur, qui, en maintenant très-élevée la partie qui se présente, empêche le segment inférieur de l'utérus de descendre dans l'excavation et de se présenter ainsi au doigt explorateur. Signalons encore, comme pouvant opposer quelques difficultés au diagnostic, une obliquité exagérée du col, l'implantation vicieuse de ce col sur le vagin, puis certaines anomalies particulières. Il nous a été donné d'être témoin, à propos de ces anomalies, d'un cas assez remarquable dans le service de M. Berne, à la Maternité (Lyon). S'il m'en souvient bien, M. Dubois a vu un cas analogue. Une femme vint à la visite le 23 avril 1862. On fut très-étonné, quand on pratiqua le toucher, de ne trouver au fond du cul-de-sac vaginal ni museau de tanche, ni orifiec utérin. Cependant, comme les mouvements de l'enfant mettaient hors de doute l'existence d'une grossesse avancée, on pratiqua de nouveau un toucher attentif; alors on finit par percevoir le col en haut et en avant du cul-de-sac indiqué, mais seulement à travers une membrane qui en masquait la perception exacte. On diagnostiqua uue valvule vaginale, et on finit par trouver sur cette valvule une fissure qui s'agrandit facilement sous l'influence du doigt et du stylet, et qui permit d'arriver sur le col. Voici en effet en quoi consistait cette singulière anomalie : il existait une cloison à plan presque horizontal qui divisait le vagin en deux cavités, dont l'une antérieure et supérieure, renfermant le col, ne communiquait pas directement avec l'extérieur, dont l'autre formait un simple cul-de-sac. Ce cul-de-sac, pris pour le vagin entier, pouvait faire croire à l'absence du col. Ces deux cavités contiguës communiquaient ensemble par une fissure étroite de la cloison. Nous venons de voir qu'on l'agrandit assez dans les derniers jours de la grossesse pour permettre l'introduction de deux doigts; et enfin la cloison se déchira sans hémorrhagie pendant le travail, c'est-à-dire quatre jours après la date d'entrée de la malade. A la sortie de cette dernière, on percevait parfaitement les deux lambeaux latéraux que la cloison avait laissés. A ces divers cas d'un diagnostic quelquefois difficile, ajoutons qu'une disposition qui pourrait aussi faire croire à l'oblitération du col, consiste dans le croisement de ses deux lèvres. « Plusieurs fois, dit Dugès, nous avons senti la postérieure couverte et embrassée par l'antérieure qui masquait ainsi l'orifice, de sorte que le doigt n'y pouvait pénétrer que dans une position très-oblique. »

« Cette introduction, ajoute M. Cazeaux, donne moyen de rectifier promptement l'erreur et de réduire les parties à un état plus favorable. »

PRONOSTIC ET TRAITEMENT.

L'oblitération du col est un obstacle très-sérieux à l'issue du fœtus, et cela se comprend (1), mais il en est ainsi même pour la simple agglutination ; celle-ci cependant se détruit sans peine à l'aide du doigt ou d'un instrument mousse, et il est difficile de comprendre comment l'agglutination de l'orifice, qui a cédé à des moyens si simples, a pu résister à la force des contractions utérines ; mais enfin, force est au raisonnement de subir l'ascendant impérieux des faits, j'allais presque dire : et du travail de M. Naegele. Dans quelques cas on a vu le col utérin oblitéré s'ouvrir spontanément après un travail long et sous l'influence de fortes contractions. Ces cas parleraient en faveur de l'expectation, mais ils sont rares ; de plus on ne doit pas perdre de vue que l'inertie utérine, l'éclampsie et même la rupture du corps utérin peuvent être la conséquence d'une trop longue temporisation. L'observation de M. Latour (n° 9) et l'observation 15 sont des exemples de cette rupture utérine.

Il faut donc, dans ces cas, pratiquer l'hystérotomie,

(1) « Dans un cas d'autopsie, dit M. Jacquemier, d'une femme morte sans avoir pu accoucher, après de longues et violentes douleurs, on trouva le col oblitéré et sa coarctation tellement résistante qu'elle ne put être déchirée ni rompue par une forte distension. »

c'est-à-dire créer une ouverture artificielle au lieu même de l'oblitération, et à propos de cette dénomination, qu'il me soit permis de reproduire la remarque suivante de M. Depaul : « On doit réserver le nom d'opération césarienne à celle qui ouvre la cavité abdominale. On doit appeler hystérotomie vaginale l'opération qui a pour but de créer un orifice qui n'existe pas, et débridements les incisions qu'on pratique sur le col rigide ou rétréci. »

On ne doit intervenir ni trop tôt ni trop tard ; tenir compte du temps écoulé depuis le commencement du travail et de la force des contractions. Quand donc après avoir vainement attendu l'effet des seuls efforts de la nature, on pourrait craindre l'épuisement de la femme et la souffrance de l'enfant, il faut agir. Pour cette opération, on peut mettre de côté comme inutile le spéculum ainsi que l'hystérotome caché de Flamand, qui consiste en une lame terminée par un tranchant arrondi et recouvert d'une chape mobile ; il en est de même de l'instrument particulier créé par Coutouly pour empêcher l'opérateur de blesser la partie fœtale qui se présente. Un bistouri un peu long suffit. On conduit cet hystérotome sur l'index gauche et on le plonge là où l'œil et le doigt ont montré que devait se trouver l'orifice normal ; après ce premier temps, M. Depaul s'est servi une fois avec succès de ciseaux longs ; mais il préfère encore achever l'opération avec le bistouri. L'incision doit être faite transversalement d'abord et couche par couche dans une étendue de 3 à 4 centimètres, on doit de temps en temps s'assurer avec le doigt de la profondeur de l'incision jusqu'à ce qu'on ait pénétré dans la cavité de l'organe. On pratique ensuite deux incisions secondaires longues de 10 à 12 millimètres et croisant les extrémités de la première, puis une dernière aboutissant à la lèvre postérieure de celle-ci ; on détermine ainsi deux valves qui remplacent en quelque sorte les lèvres du col. — On peut également faire trois ou quatre incisions rayonnant autour d'un même point ; après ces incisions on agrandit l'ouverture, à l'aide du doigt promené circulairement. M. Depaul ne fait-il pas sa première incision un peu étroite, en la limitant à 1 centimètre ? Certainement Gardien va trop loin en proposant des incisions de 12 à 13 centimètres ; mais, en faisant abstraction de cette exagération évidente, ne peut-on pas dire qu'une incision trop étroite expose plus aux déchirures qu'une incision d'emblée suffisante ? Je suis porté à le croire. D'ailleurs, dans un des cas cités par M. Depaul, cet éminent praticien a été obligé de revenir sur ses premières incisions pour les agrandir. Avant d'inciser, on pourra par précaution enrouler la lame de l'instrument d'une bandelette de diachylon ou d'un linge, jusqu'à 1 centimètre environ de son extrémité. L'opération n'est pas doulóureuse et ne donne presque pas de sang. Dans l'observation publiée par M. Caffe, la femme dit seulement avoir éprouvé la sensation d'un déchirement et entendu le bruit d'une feuille de parchemin qu'on déchirerait.

M. Mattei, sur le travail duquel nous allons revenir tout à l'heure, considère qu'on a à diviser des tissus vasculaires ; il craint que les angles de la plaie, en grandissant, puissent propager au loin la déchirure ;

aussi cherche-t-il toujours à remplacer le bistouri par le bec d'une sonde cannelée ou une sonde de femme qu'il appuie avec force pendant la contraction utérine sur le point le plus déclive de la tumeur, et, lorsqu'il est reconnaissable, sur le point qu'occupe le col ; on creuse ainsi une ouverture à travers le tissu utérin. M. Mattei exagère beaucoup les inconvénients de l'incision ; toutefois on pourra parfaitement, avant d'en venir au bistouri, essayer le moyen bien simple que ce médecin préconise ; malheureusement les cas dans lesquels ce moyen pourra servir ne seront pas les plus fréquents ; lorsque, en effet, l'oblitération sera peu résistante (1), le bec de la sonde cannelée suffira bien ; mais, quand la cavité du col est remplacée par un tissu un peu dur et épais, les efforts de perforation que l'on devra faire peuvent occasionner une attrition fâcheuse du tissu utérin et exposer à blesser la tête de l'enfant. Meilleure donc, en général, est l'incision, qui fait du reste une ouverture plus large et plus régulière.

Après l'opération dont nous venons de parler, il faudrait rattraper le temps qu'on aura perdu à attendre, en activant le dernier temps du travail par les moyens connus, par des frictions sur le ventre, une potion stimulante : une injection huileuse, quelquefois par une petite dose de seigle ergoté ; enfin en appliquant les forceps, d'après le conseil de M. Depaul, quand le travail se prolonge trop.

Quelques auteurs conseillent d'introduire dans l'ori-

(1) Un grand nombre des observations de M. Mattei sont des cas de simple agglutination des lèvres du col.

fice artificiel, après l'accouchement, une grosse canule
en gomme pour maintenir cette ouverture béante et
prévenir ainsi le retour de l'obstruction. Cette pratique est recommandée par M. Regnaud (de Montauban)
(obs. citée dans les *Archives de médecine*, tom. XXIII,
p. 366); je pense qu'elle est innocente, mais non indispensable. D'après M. Depaul, l'expérience prouve-
rait que l'oblitération n'a pas de tendance à se reproduire; l'écoulement des lochies, dit-il, aide mieux que
tous les corps étrangers à prévenir ce résultat ; enfin ,
dans le cas où il y aurait tendance à la récidive, ajoute
le même auteur, il suffirait pour la combattre d'introduire de temps en temps le doigt dans l'orifice jusqu'au rétablissement régulier de la menstruation.

Nous avons vu que les causes qui peuvent amener
l'oblitération du col utérin peuvent borner leur effet
à une atrésie plus ou moins grande. L'atrésie du col
nécessitera le plus souvent le débridement multiple.
D'ailleurs, l'étude de ce cas rentrant dans l'étude de
la rigidité mécanique, nous y reviendrons.

OBSERVATIONS.

Indépendamment des observations de Coutouly, de
Flamand (thèse de concours, 1811), de Lobstein, de
Naegele, de Martin (de Lyon), etc., nous pourrions
maintenant citer un certain nombre d'observations
plus récentes concernant l'oblitération du col utérin.
Je n'insisterai que sur les plus nouvelles, et principalement sur celle de M. Berne, et ne ferai que
mentionner les autres en renvoyant le lecteur à la
source où je les ai puisées. Je me bornerai à énu-

mérer ces observations dans l'ordre où je les ai trouvées. La rédaction précédente peut du reste être considérée comme la conclusion générale que j'ai pu tirer de la lecture de tous ces faits.

Que M. Depaul me permette de mentionner en premier lieu et rapidement les trois observations intéressantes de son mémoire.

N° 1. — C'est un cas d'oblitération complète de l'orifice externe du col utérin chez une femme dont la grossesse était arrivée à terme. Une lèvre du col n'apparaissait plus que sous la forme d'une saillie linéaire échancrée en plusieurs points; l'autre avait disparu, la soudure était complète; on dut pratiquer l'hystérotomie et ensuite la céphalotripsie, nécessitée par un vice de conformation du bassin. Déjà, pour ce vice de conformation, M. Depaul avait été obligé, deux ou trois ans auparavant, de pratiquer la crâniotomie suivie de la céphalotripsie. Guérison.

N° 2. — Il s'agit d'une femme ayant eu deux accouchements antérieurs et une ulcération du col; elle est enceinte de 7 mois; mais des vomissements opiniâtres, puis une attaque d'éclampsie, décidèrent M. Depaul à provoquer l'accouchement. Quand on vint à constater l'état du col et donner les premières douches, on trouva bien l'orifice externe béant, mais on fut très-surpris de trouver l'orifice interne fermé par une cloison à la fois très-résistante, adhérente dans tout son pourtour et enfin ne présentant d'orifice dans aucun point de son étendue; M. Depaul pratiqua l'incision de ce diaphragme membraneux, et trois ou quatre heures après le col s'entr'ouvrit. On hâta l'accouchement par une application de forceps ; mais la femme mourut vingt heures après, à la suite d'accès convulsifs violents et fréquemment répétés. On trouva à l'autopsie un cancer du pylore, et l'on eut alors la véritable explication de ces vomissements opiniâtres que la coïncidence d'une grossesse avait permis de lui rapporter.

N° 3. — Il s'agit là de l'oblitération de l'orifice externe chez une femme s'étant toujours bien portée et parvenue au terme *d'une première grossesse*. Sur la tumeur globuleuse formée par le segment inférieur de l'utérus distendu, M. Depaul trouva seulement une légère saillie qui lui parut le rudiment de la lèvre antérieure, la lèvre postérieure ne formant aucun relief appréciable. Les douleurs persistant, M. Depaul pratiqua le débridement immédiat en arrière de cette petite saillie ; la paroi utérine avait à ce niveau plusieurs millimètres d'épaisseur. Quelques heures après, la dilatation marchant lentement et le pourtour de cet orifice artificiel étant très-résistant, on dut agrandir les premières incisions ; on ne tarda pas alors à pouvoir appliquer le forceps ; les suites furent bonnes pour la mère et l'enfant. Cette observation est intéressante au point de vue des signes négatifs fournis par l'étiologie. Chez cette femme, en effet, les règles paraissaient régulièrement chaque mois depuis l'âge de 13 ans ; elles n'étaient pas douloureuses, il n'y avait jamais eu de pertes blanches, on n'avait jamais fait de cautérisations.

N° 4. — (Voy. pour les détails le mémoire de M. Depaul). Lauverjat, dans sa nouvelle méthode de pratiquer l'opération césarienne (pag. 39), rapporte une observation d'oblitération complète de la matrice.

N⁰ˢ 5 et 6.— (Voy. mémoire de M. Depaul.) Smellie reproduit dans son ouvrage une observation de Simson, où il est question d'une femme au terme de sa grossesse, chez laquelle les parois de la partie inférieure de la matrice étaient collées ensemble.—Gautier donne une observation intéressante d'oblitération du col, dans le journal de médecine publié par Corvisart (numéro de vendémiaire, an XII).

N° 7. — M. le Dʳ Grout a publié, en 1854 (voy. *Archives de médecine*), un cas d'absence congénitale du col utérin, lequel était remplacé par un appendice mamelonné du volume d'un pois et perforé d'un pertuis presque capillaire; deux grossesses eurent lieu, et on dut pratiquer à la fin de la première la création d'un orifice artificiel.

N° 8. — Signalons ensuite, à l'appui de ce que nous venons de dire sur ce sujet, un travail de M. Mattei intitulé : *Dystocie par oblitération complète du col utérin*. Ce travail est basé sur un relevé de 40 observations tirées des auteurs, et sur les détails de deux faits observés par lui-même. Voici les conclusions de ce travail : 1° L'occlusion complète du col utérin, soit à ses orifices, soit dans sa cavité même, peut se faire par suite d'une inflammation locale; mais, dans la plupart des cas (19 fois sur 31 notés), elle résulte de l'organisation du bouchon plastique qui se trouve dans le col pendant la gestation. 2° Cette oblitération n'empêche pas la grossesse d'arriver à terme, quelquefois même elle est cause de son prolongement et ne décèle sa présence qu'au moment du travail ; le toucher seul peut le faire constater. 3° Cette occlusion est assez forte pour résister aux efforts du travail (36 fois sur 42), si bien que dans quelques cas (3 fois sur 42) la femme est morte inaccouchée ; dans les cas même où l'on est intervenu un peu tard on a eu à déplorer une grande proportion de morts pour les enfants (7 fois sur 28 cas notés), quelquefois même la mort de la mère (2 fois sur les 28).

Nᵒˢ 9, 10 et 11. — Entre autres observations, je rappellerai encore les cas d'adhérences cicatricielles donnés par M. Latour (*Histoire des hémorrhagies* de Mᵐᵉ Lachapelle, t. I, p. 209), par M. Caffe, par M. Cauvy, cas où l'hystérotomie vaginale a été l'unique moyen de terminer le travail ; dans le cas de M. Caffe, l'oblitération survenue à la suite d'une tentative d'avortement avait été produite par l'injection dans la cavité du col d'une solution de cendres de bois (*Journal hebdomadaire des sciences médicales*, 6ᵉ année, t. Iᵉʳ, mars 1834) ; dans le cas de M. Cauvy, il y avait eu oblitération par des injections astringentes faites dans le même but ; la femme a avoué que, après chaque injection, elle éprouvait des douleurs assez vives et voyait survenir un écoulement purulent par la vulve (*Gazette médicale* de 1832).

Nᵒˢ 12, 13 et 14. — Citons encore une observation de Mᵐᵉ Lachapelle, publiée en 1825 par son neveu Dugès dans la *Pratique de l'art de l'accouchement*, puis celle de M. Ashwell, de Londres (*London's medical Gaz.*, 1837), puis celle de Gauthier et plusieurs autres relatées dans le *Dictionnaire des sciences médicales* à l'article *Hystérotomie*, puis une observation de Dance, qu'on peut lire dans le mémoire de M. Depaul ainsi que dans les *Archives de médecine,* t. XX, p. 521.

N° 15. — Reproduisons à ce sujet une observation curieuse de Ruysch : M. le professeur Baudelocque et M. le Dr Chambon furent appelés pour accoucher une femme qui avait le col dur et obstrué depuis un accouchement laborieux datant de quelques années. Pendant qu'ils dissertaient sur les moyens à prendre, la femme poussa un grand cri. L'utérus se contractant avec violence s'était déchiré, non-seulement à son col, mais encore à son bas-fond, et les pieds du fœtus passèrent à travers la plaie dans la cavité abdominale. Les jambes restèrent longtemps dans la plaie faite à la matrice; l'épanchement de sang dans l'abdomen fut très-considérable; il eut des suites terribles, mais enfin la femme eut le bonheur d'échapper à la mort. Le moyen qu'on doit employer dans ces cas, dit Gonthier Saint-Martin qui rapporte l'observation (thèse de 1809), est l'opération césarienne vaginale, conseillée, du reste, par le professeur Richerand.

N° 16. — Voici également une observation d'agglutination des lèvres du col rapportée par M. Hatin dans la *Gazette médicale* (1836). — Il s'agit d'une primipare de 36 ans; les eaux commençaient à s'écouler, et les douleurs revenaient à de longues distances; le col, bien que ramolli, n'était pas dilaté et était beaucoup plus saillant qu'il ne l'est habituellement. Les douleurs reviennent plus fortes dans la nuit, et le col cependant ne se dilate pas davantage; bientôt on distingue à travers le segment inférieur une masse arrondie, volumineuse, qui descend lentement; c'est la tête coiffée par la matrice. On était sur le point de pratiquer l'opération césarienne vaginale quand on sentit bientôt un point moins résistant. M. Hatin y porta une sonde; en pressant légèrement à ce niveau, elle pénétra ; il y substitua le doigt, on sentit une membrane mince qui se rompit et qui donna la sensation comparable à celle des membranes fœtales ; alors la dilatation qui ne se faisait pas, bien que les douleurs eussent commencé depuis quarante-huit heures, devint complète en trois heures; l'accouchement fut naturel.

N° 17. — J'ai encore trouvé un cas d'occlusion du col utérin relaté par le Dr Burnotte, de Florenville. L'obstruction était complète, et l'orifice utérin ne se montrait que sous l'aspect d'une simple rainure étroite : le travail durait depuis 48 heures ; on fit l'hystéro-tomie vaginale qui permit à l'accouchement de se faire. On remarque dans les suites de couches une ovarite gauche qui céda au traitement antiphlogistique. (*Moniteur des hôpitaux* de 1840.)

N° 18. — M. Berne, chirurgien en chef de la Charité à Lyon, a eu la bonté de m'envoyer, il y a quelques jours, l'observation suivante, qui n'est ici la dernière que parce qu'elle est la plus récente :

« Je fus appelé un matin, dit-il, dans le service de la Maternité pour examiner une malade à laquelle les diverses personnes chargées du service ne trouvaient aucuns vestiges de col utérin ; cette femme, arrivée depuis une heure ou deux à l'hospice, avait des douleurs depuis vingt-quatre heures. A un premier toucher, effectivement, je ne perçus nullement la présence du col et de son orifice ; je retouchai un instant après avec beaucoup plus de soin, et je finis par trouver une surface de 2 ou 3 millimètres seulement au niveau, de laquelle il me semblait que l'impression du doigt différait de celle fournie par les parties voisines. J'appliquai le spéculum et je reconnus à cet endroit une petite surface rappelant par son aspect une cicatrice légèrement déprimée; un stylet boutonné fut porté à ce niveau, il ne pénétra pas. Évidemment, il y avait bien là une oblitération complète; mais il me sembla cependant qu'à ce niveau-là le tissu présentait peu de résistance, et qu'il n'y avait pas le moindre inconvénient à pousser un peu plus fortement mon stylet; je le fis, et presque immédiatement je sentis que je venais de pénétrer dans l'orifice du col; quelques mouvements de circumduction imprimés au stylet agrandirent rapidement l'ouverture, qui acquit ainsi le diamètre d'une petite plume d'oie. Je continuai cette manœuvre avec une sonde cannelée, puis avec le bout de l'index, et bientôt l'orifice avait 25 millimètres d'étendue. L'accouchement, à partir de ce moment, marcha régulièrement. Le travail fut cependant assez lent pour nécessiter à plusieurs reprises la dilatation digitale. Le dernier temps de l'accouchement fut activé par une application de forceps; les suites de couches furent simples.

« Nous avons eu affaire dans cette circonstance, ajoute M. Berne, à un cas d'agglutination du col; à quelle époque s'est-elle produite? selon toutes probabilités, dans les derniers mois de la grossesse, et c'est à la date récente de sa formation que nous avons dû de retrouver le col et d'avoir pu facilement détruire les adhérences de ses lèvres. Ces cas représentent peut-être le commencement de ces oblitérations plus complètes dans lesquelles le chirurgien est obligé de créer un pertuis à travers le tissu utérin. »

Cette observation intéressante nous montre ainsi la facilité avec laquelle on détruit la simple agglutination du col ; sans doute cette facilité sera d'autant moins grande que l'agglutination sera plus ancienne, mais nous inclinons à penser que l'agglutination est très-exceptionnellement le point de départ de l'oblitération véritable ; nous avons cherché à montrer que l'étiologie n'était pas tout à fait identique dans les deux cas, et que le procédé de M. Mattei, toujours applicable dans le premier, ne l'était pas dans le second.

CHAPITRE II.

Abcès des lèvres du col.

Il est extrêmement rare que l'irritation inflammatoire du col utérin, qu'elle préexiste ou qu'elle se développe pendant le travail, passe à l'état phlegmoneux. Quand cela arrive, l'abcès qui en résulte rend la dilatation du col très-douloureuse et très-lente, et peut même gêner le dégagement par son volume. L'incision de la tumeur, si la fluctuation avait permis d'établir le diagnostic, serait évidemment le meilleur moyen à employer dans un cas semblable. Bonet et Merriman ont relaté chacun deux observations de ce genre. Bonet raconte (1), entre autres, l'histoire d'une femme, qui mourut sans avoir été délivrée, après cinq jours de douleurs, et à l'autopsie de laquelle on trouva dans le col de la matrice un large abcès rempli de pus fétide. Le Dr Bond, de Baltimore, cite aussi une observation relative à ce sujet.

CHAPITRE III.

Obliquité du col utérin.

L'obliquité de l'orifice du col utérin est quelquefois la cause d'un retard considérable dans le travail ; nous éliminons l'obliquité du col provenant d'une direction vicieuse dans l'axe du corps lui-même. Nous avons vu deux fois l'antéversion utérine entraver le travail, et dans un de ces cas on dut terminer l'accouchement par le forceps. Dans ces cas d'antéversion, l'orifice était fortement tourné en arrière ; mais l'ouverture du col peut être tourné vicieusement, sans que le corps de l'utérus ait cessé de conserver sa direction normale.

Par suite de la direction habituelle de l'utérus, le col est légèrement tourné en bas et en arrière, mais cette obliquité postérieure peut, dans certains cas, être beaucoup plus considérable, quelquefois être dirigée plus ou moins latéralement ; quant à l'obliquité

----

(1) *Sepulchretum*, t. II, lib. III.

antérieure du col, elle est excessivement rare et
ne peut guère exister, du reste, sans que le corps
de l'utérus participe lui-même à cette déviation (Merriman); nous ne parlerons donc que de l'obliquité
postérieure. Cette direction vicieuse, comme le fait
observer M. Cazeaux, peut se produire pendant le travail, mais aussi dans les derniers temps de la grossesse.

Dans le premier cas, la dilatation du col est irré-
gulière; elle s'opère |surtout aux dépens de la lèvre
postérieure; le rebord de celle-ci s'élève donc, en
se rapprochant du contour du détroit, tandis que
l'antérieure participe peu à ce mouvement. On voit
que le plan de l'ouverture tend à acquérir ainsi une
direction presque verticale. — Mais, comme nous
l'avons vu, l'obliquité postérieure peut dépendre de
causes antérieures au travail, et nous ne parlons toujours que de l'obliquité portant exclusivement sur le
col. Dans ce deuxième cas, voici comment les choses
se passeraient d'après M. Cazeaux : la tête qui, dans
les trois dernières semaines de la grossesse, s'engage
dans l'excavation, viendrait plus particulièrement ap-
puyer sur la portion utérine antérieure à l'orifice;
celui-ci serait donc refoulé en arrière de la saillie
formée par la tête, et cette circonstance serait encore
favorisée par la direction normale de l'utérus. Remarquons que ceci est plutôt l'énoncé d'un fait qu'une
démonstration. M. Depaul donne de l'obliquité du col
survenant à la fin de la grossesse une explication qui
me satisfait mieux. Il avance d'abord un fait qui est
parfaitement vrai, c'est l'irrégularité avec laquelle les
diverses portions de l'utérus se développent pendant

la grossesse ; on sait déjà, par exemple, que le segment supérieur se développe avant l'inférieur ; mais,
ce qui est également remarquable, c'est que la paroi
antérieure du segment inférieur se développe davantage et avec plus de rapidité que la paroi opposée. On
comprend alors que l'orifice placé entre ces deux parois se trouve refoulé vers celle qui se développe le
moins, c'est-à-dire en arrière. C'est à l'exagération de
cette disposition que nous faisons allusion dans ce
chapitre.

Quel que soit le mode de production de l'obliquité
postérieure, cette direction a toujours pour résultat,
pendant les contractions, le refoulement de la paroi
antérieure de l'utérus par la tête fœtale. La moitié antérieure du col soutient seule les efforts d'expulsion,
ce qui favorise, disons-le par avance, la production
de l'œdème de la lèvre antérieure. Cette moitié antérieure du col n'opposera pas, en général, une résistance prolongée, si l'obliquité de l'ouverture dépend
seulement de l'irrégularité du travail, car alors la
lèvre postérieure a déjà subi dans ce cas une certaine
dilatation ; mais, si l'obliquité de l'ouverture est antérieure au travail, si elle tient à la disposition de la
tête dans le segment inférieur de l'utérus, alors la dilatation doit être lente et se faire incomplétement ; on
a vu dans certains cas la rupture du col laisser passer
le fœtus par la plaie. Morgagni et Baudelocque citent
des cas de déchirure et de gangrène ; ces cas sont
rares à la vérité, et, comme le font remarquer Smellie
et M. Velpeau, la nature rectifie presque toujours
une déviation qui n'est pas extrême le plus souvent,

le décubitus dorsal prolongé, et une ceinture hypogastrique repoussant en arrière le sommet de l'utérus, suffiront à rendre au travail sa marche régulière. Si cependant cet état se prolongeait, on pourra suivre utilement le conseil de Merriman, c'est-à-dire, exercer avec l'index, dans l'intervalle d'une douleur, une pression graduelle et de légères tractions sur le pourtour antérieur du col, jusqu'à ce que la douleur se manifeste; alors dès les premières sensations que donne la contraction qui survient, on cherchera à repousser la partie antérieure du col au-dessus de la partie de la tête qui s'avance, c'est-à-dire, pour le plus souvent, au-dessus de la bosse occipitale. Par ce moyen , si le travail est suffisamment avancé, on ne tardera pas à voir l'occiput s'engager dans l'arcade pubienne. Nous ferons suivre ces quelques réflexions de l'observation suivante tirée de la Maternité de Lyon.

Mélibert (Augustine), 21 ans, primipare. Les douleurs se sont fait sentir le 4 juin 1857 et persistent pendant toute la journée du 5. Le 6, à neuf heures du matin, on constate que le col est ouvert de 2 centim. et fortement incliné vers le sacrum et à gauche; en outre il est assez épais et dur. C'est une première position du vertex ; le bassin paraît légèrement rétréci. (Grand bain.) A une heure et à quatre heures, frictions avec l'extrait de belladone ; à cinq heures, la poche des eaux est rompue, mais la dilatation n'avance pas et le col est toujours en arrière. M. Bouchacourt est appelé, il ordonne un grand bain d'une heure.

Les contractions deviennent à six heures plus énergiques et la dilatation commence à se faire ; mais la

lèvre antérieure tend à coiffer l'occiput. D'après l'indication de M. Bouchacourt, on relève le ventre pendant les contractions en même temps qu'on cherche
avec l'indicateur recourbé en crochet à ramener le col
en avant. On fait une ou deux injections huileuses ; à
huit heures, la tête franchit l'orifice du col, puis le
dégagement s'arrête ; la malade est dans un état de prostration extrême ; la face se congestionne, épistaxis légère. M. Bouchacourt, rappelé à neuf heures, termine
l'accouchement par le forceps ; le périnée est un peu
déchiré. On a un enfant mâle volumineux qui est mort
dans la nuit du 7 au 8 juin. Le 7 juin, perte abondante,
issue de caillots, accompagnée de coliques utérines.

Le 9. Fièvre et prostration ; la plaie du périnée
prend un aspect blafard ; elle est recouverte par places
de plaques noirâtres et exhale une odeur nauséa-
bonde ; les grandes lèvres sont œdématiées.

Le 12. Il y a de la diarrhée et une nouvelle hémorrhagie utérine ; toujours fièvre.

Le 14. La fièvre tombe ; aspect meilleur de la plaie.
Exeat le 21 juin.

CHAPITRE IV.

Tuméfaction de la lèvre antérieure du col utérin.

Il arrive quelquefois que la lèvre antérieure, pendant le travail, est le siége d'une augmentation de
volume, souvent assez grande pour entraver les progrès de la dilatation.

Causes. — Les causes de cet accident se tirent de la conformation du col et des phénomènes de l'accouchement. Ordinairement les deux lèvres du col sont peu saillantes; à peine un léger sillon latéral en dé·termine-t-il la démarcation. Il arrive quelquefois que l'indépendance des deux lèvres est plus marquée. On comprend que cette disposition facilite l'engorgement de l'une d'elles par compression. Un premier accouchement a pour effet de ramollir et d'effacer un peu le col, mais en même temps de rendre la démarcation de ses lèvres plus tranchée. De plus, dans tous les cas où le col se déchire, c'est sur les parties latérales.

L'accident dont il s'agit s'observe plus souvent chez les multipares que chez les primipares, peut-être cette proportion est-elle due à la circonstance que nous venons d'émettre; il se montre presque toujours sur la lèvre antérieure (1). On comprend facilement que c'est spécialement cette lèvre qui est prise entre deux plans résistants : la tête fœtale et le pubis. Quant aux causes tirées de l'accouchement, on les trouve dans la longueur du travail, dans le volume de la tête fœtale, dans un léger degré de rétrécissement pelvien, enfin dans l'obliquité postérieure de l'orifice du col.

Diagnostic. — La difficulté du diagnostic, qui n'est pas grande dans la plupart des cas, dépend du volume que la lèvre peut acquérir. Deventer et Duclos, de

---

(1) J'ai cependant entendu citer à M. Depaul, il y a quelques jours, le cas récent d'une tuméfaction considérable de la lèvre postérieure produite pendant le travail.

Toulouse, ont vu, l'un une fois, l'autre deux, la lèvre antérieure descendue jusqu'à la vulve. M. Blot a observé aussi un cas analogue. Lorsque, dit Deventer, cette circonstance se présenta à moi pour la première fois, ce lambeau charnu violacé, mollasse, gonflé de liquides, m'en imposa au premier abord pour un morceau de placenta. Mais je fus bien vite amené sur le chemin de la vérité par l'absence d'hémorrhagie et par un toucher attentif qui me montra la continuité de la tumeur avec le col.

Symptômes. — Ordinairement la saillie du bord antérieur de la matrice tend pendant le travail à s'effacer et à se rapprocher du pourtour antérieur du bassin ; mais, si le travail se prolonge et que le bassin ne présente pas, relativement au fœtus, un excès d'ampleur, alors le bord saillant du col augmente et vient former au-dessus du bulbe du vagin un relief d'une couleur rouge très-foncée. Tandis que depuis quelque temps, sur les côtés et en arrière, le col et le vagin constituent un canal régulier, le bord antérieur de la matrice, au lieu de s'effacer graduellement, continue à former une cloison semi-lunaire plus ou moins épaisse et plus ou moins étendue, qui est repoussée devant la tête, entre laquelle elle est comprimée, et le pubis. Ce relief donne la sensation d'un cordon tendu, épais et privé de pulsation. A ce degré, l'allongement de la lèvre antérieure se rencontre quelquefois ; je l'ai observé chez une primipare de 23 ans : le travail se termina spontanément. Quand le bourrelet dont nous parlons existe, les contractions ne tardent pas à de-

venir plus douloureuses et moins efficaces. M, Danyau
a démontré avec justesse que cette complication ne
pouvait être regardée comme un obstacle mécanique
à l'accouchement ; seulement, dit-il, en donnant lieu
à une douleur vive, elle ne tarde pas à rendre les contractions irrégulières et inefficaces (voir obs. n° 16).
A un second degré, plus rare, la lèvre antérieure ac-
quiert la proportion d'une véritable tumeur. Ce gonflement de la lèvre antérieure paraît de nature œdé-
mateuse ; mais indépendamment de la turgescence des
vaisseaux, un peu d'épanchement sanguin peut con-
courir à sa formation. L'ecchymose légère qu'on
trouve ordinairement dans l'épaisseur du col après
l'accouchement indique que la dilatation de l'orifice
de la matrice est accompagnée de la déchirure de
quelques petits vaisseaux. C'est sans doute à un cas
de ce genre qu'il faut rapporter l'observation (1) de
M. Montgomery, reproduite par M. Cazeaux sous le
nom de *Thrombus de la lèvre du col.* Dans un cas remarquable observé par M. Duclos (2), une femme,
après vingt-quatre heures de douleurs, éprouva des
souffrances aiguës qui lui firent pousser de grands
cris. Un corps allongé parut entre les lèvres de la
vulve ; cette apparition fut accompagnée d'un suinte-
ment sanguinolent et de défaillance. La tumeur était
large de 5 ou 6 centimètres au niveau de la vulve
qu'elle dépassait de trois ou quatre travers de doigt ;

---

(1) *Journal de Dublin,* 1851.
(2) *Bulletin de la Faculté de Médecine,* p. 213 ; 1818.

elle était cylindrique, d'une couleur lie de vin, inégale, résistante. M. Duclos se contenta d'aider la sortie de la tête en attirant l'occiput d'une part et de l'autre le front à l'aide d'un doigt porté dans le rectum.

Traitement. — Le retard apporté par cette complication est rarement assez considérable pour exiger une intervention active. MM. Naegele et Danyau citent deux observations d'œdème remarquable de la lèvre antérieure du col dans lesquelles l'accouchement a été spontané. Cependant il est certains cas où le travail subit un retard assez long, certains cas dans lesquels on peut craindre que la lèvre antérieure ne se gangrène ou du moins ne soit tiraillée et coutuse, par exemple quand on peut prévoir un accouchement difficile ou trop rapide. On devra alors chercher à réduire la lèvre du col, en procidence, en la repoussant au niveau du détroit supérieur. Si l'engagement n'était pas encore très-prononcé, M. Blot conseille de soulever la tête fœtale, ce qui faciliterait la réduction. Je crois que ce serait retarder l'engagement sans beaucoup de bénéfices. Dans ces cas de travail ralenti pendant la période d'expulsion par les dernières résistances du col, on arrivera généralement à faire avancer la tête en refoulant la valvule poussée devant le crâne, en la maintenant derrière le pubis. Si les efforts de réduction ne sont pas couronnés de succès, le mieux est d'abandonner toute idée d'intervention de ce côté et de prendre patience. La lèvre momentanément hypertrophiée reviendra graduellement sur elle-même après l'accouchement. Si cependant la première période du travail a déjà été longue, on pourra avoir recours à quelques-uns des moyens propres à donner plus d'énergie aux contractions. Est-il besoin de dire que si on a à employer le forceps, on évitera avec beaucoup d'attention de pincer la lèvre hypertrophiée entre les branches de l'instrument? Si on avait affaire au deuxième degré, c'est-à-dire à une tumeur bien formée et plus ou moins volumineuse, on la maintiendrait soutenue, pour éviter la distension trop forte de son pédicule, on ferait sur sa surface plusieurs mouchetures d'après le conseil de Lever; enfin on pourrait accélérer le dégagement de la tête de la même manière que M. Duclos.

CHAPITRE V.

Tumeurs diverses implantées sur le col.

Certaines tumeurs développées sur le col amènent à l'accouchement des obstacles, le plus souvent presque nuls, mais d'autres fois assez sérieux; indépendamment des abcès dont nous avons parlé et du cancer du col dont nous parlerons plus loin, notons pour mémoire, parce que ce sont des cas rares, les kystes, les végétations et les tumeurs variqueuses. Les tumeurs enkystées offrent une consistance élastique; la muqueuse qui les recouvre est saine; elles doivent être ponctionnées et vidées; si au lieu de liquide elles renfermaient une substance caséeuse, butyreuse, il faudrait les inciser plus largement. Les végétations sont quelquefois assez fongueuses et saignantes pour en imposer pour le placenta (Denman); les lobes de ces végétations étaient assez développés et distincts dans un cas pour avoir été pris pour la main du fœtus. Ces productions diverses peuvent acquérir un volume assez considérable pour présenter les dangers d'une hémorrhagie abondante dans leur extirpation, et pour amener un obstacle à l'accouchement. Denman rapporte l'observation d'une tumeur fongueuse qui saignait au moindre toucher; la femme mourut d'hémorrhagie au neuvième mois de la grossesse. On croyait à l'insertion du placenta sur le col; mais à l'autopsie on trouva une grande excroissance en forme de choux-fleurs, attachée à la partie antérieure de l'orifice; l'adhérence du placenta dans toute sa surface prouva que l'hémorrhagie n'avait pu provenir que de la tumeur. Quant aux tumeurs variqueuses, elles sont plus rares encore. Cependant j'en ai trouvé deux observations intéressantes, l'une dans les *Archives de médecine*, t. V, p. 502, l'autre dans le *Journal des connaissances médicales* de 1837.

Le col peut encore être le siége de polypes et de tumeurs fibreuses; les polypes, à la faveur de leur peu de consistance, de leur mobilité et de leur pédiculisation, présentent plus de chances d'être refoulés facilement dans la concavité du sacrum ou dans les échancrures sciatiques, et se réduisent suffisamment dans la plupart des cas pour laisser passer la tête fœtale; de plus, leur extirpation ne présente pas de gravité; le *Journal hebdomadaire* (t. IV) renferme deux cas d'accouchement naturel malgré la présence de polypes volumineux. Il n'en est pas tout à fait de même des tumeurs fibreuses qui opposent un obstacle plus sérieux au travail; je rappelle ici une observation de la Clinique d'accouchements : Une femme est en travail depuis vingt-trois heures (21 nov. 1857). On reconnaît l'existence d'une tumeur fibreuse ayant envahi la totalité du col; malgré le débridement multiple pratiqué par M. Dubois, la céphalotripsie resta sans résultat; il fallut faire l'opération césarienne, et la femme mourut. Mme Boivin et Dugès citent chacun un cas de tumeur fibreuse; dans une de ces observations, la tête ne dut son engagement qu'à l'aplatissement considérable que lui fit subir la tumeur par compression; la mort de l'enfant en fut le résultat. M. Danyau est parvenu heureusement à enlever sur la lèvre postérieure du col une de ces tumeurs qui était grosse comme une tête fœtale de 8 mois.

Notons comme cas analogue de rigidité pathologique une observation prise à la clinique de la Faculté à la date du 15 septembre 1858. Il s'agit d'une femme de 32 ans sur laquelle on trouve un corps de consistance moyenne, et occupant le côté droit et postérieur du col alors complétement dilaté. La sage-femme en chef, Mme Callé, pensa tout d'abord sentir un placenta inséré sur le col; mais l'absence d'hémorrhagie lui fit apporter quelques réserves dans son diagnostic. M. Pajot diagnostique d'emblée une tumeur développée dans la partie droite et postérieure du col. La dilatation s'était faite aux dépens de la portion restée saine du col, mais la tête ne put cependant franchir spontanément l'orifice. Au moyen du forceps, on amena la tête à la vulve ; mais de nouvelles tractions restèrent vaines. Voyant l'enfant mort et pensant à une mauvaise conformation du tronc, M. Pajot chercha à en réduire le volume au moyen du céphalotribe ; les trois premières applications ne servirent qu'à arracher une portion de la tumeur ; enfin on amena le tronc. On trouva effectivement un fœtus ascitique ayant un foie très-hypertrophiée. Deux mois après, cette femme fut opérée heureusement de sa tumeur par M. Jobert de Lamballe.

La conduite qu'on aura à tenir dans les circonstances qui nous occupent variera suivant les cas ; en général, si la tumeur étant peu volumineuse n'est pas d'une grande consistance et qu'elle soit pédiculisée, on pourra attendre sans avoir de craintes sérieuses. Si la dilatation ne peut pas se faire, on procédera à l'extirpation de la tumeur, l'opération étant praticable (voy. l'observ. de M. Danyau dans la *Gaz. méd.* de 1851). Si l'extirpation de la tumeur n'est pas praticable, on est obligé de recourir à l'embryotomie, comme fut obligé de le faire Ramsbotham ; enfin, dans le cas où la vie de la mère serait trop compromise et qu'il fallût faire de trop grands délabrements du col pour pratiquer l'embryotomie, on ne devrait plus songer qu'à sauver l'enfant et alors l'opération césarienne serait préférable.

CHAPITRE VI.

De la rigidité du col.

La souplesse du col, l'absence de sensibilité au toucher, sont les conditions d'une dilatation facile. L'absence de ces conditions au début du travail coïncide
avec une dilatation longue et pénible, dont la difficulté
repose sur cet état du col que nous appellerons rigidité.

En général lente et peu sensible au début du travail,
la dilatation suit une progression qui d'ordinaire est
en raison directe de son accroissement; c'est-à-dire
qu'il faut plus de temps, surtout chez les primipares,
pour amener l'orifice utérin à 3 centimètres de diamètre qu'il n'en faut pour l'amener ensuite de 3 à 9.
Si la période de dilatation est beaucoup plus longue
normalement que la période d'expulsion (trois fois
plus longue environ), cela vient de ce que l'orifice
utérin est doué d'une susceptibilité qui modère utilement l'effet des contractions utérines de manière à le
rendre lent et graduel. C'est ainsi qu'une résistance
légère en apparence, qu'on croirait être facilement
surmontée par la matrice, est assez puissante pour
modérer et rendre progressive la marche du travail (1).
Il faut si peu de chose pour enrayer ce dernier que
la simple agglutination des lèvres du col, une résistance de la poche des eaux, suffisent pour neutraliser
l'effet des contractions utérines. Aussi, lorsque cette

----

(1) Les inconvénients des accouchements trop prompts indiquent
assez l'utilité de cette influence.

résistance que le col oppose normalement dans sa dilatation aux efforts utérins vient à être augmentée par
une modification vitale ou organique de cet organe,
comprendra-t-on que le travail finisse par être sérieu-
sement entravé.

Un grand nombre d'auteurs se sont plu à distin-
guer la rigidité du col, suivant que le col ne se dilatait pas, laissant derrière lui la partie qui se présente,
ou que le col se rétractait sur cette même partie ayant
subi un commencement d'engagement. Nous trouvons
cette distinction dans Smellie, Bonet, Capuron, Chailly.
— Chailly (p. 435) nomme primitive la rigidité dans
le premier cas, et secondaire celle qu'on observe dans
le second cas. — Mais une distinction bien impor-
tante à établir de prime abord, à cause de ses corré-
lations avec le traitement, c'est la distinction de la
rigidité reposant sur sa nature; nous prendrons la
classification de M. Dubois en rigidité pathologique,
spasmodique et anatomique, en substituant toutefois
à cette dernière dénomination, d'après M. Pajot, celle
de rigidité mécanique, qui est préférable au point de
vue clinique.

Cette distinction a été faite pour la première fois
par Gonthier Saint-Martin (thèse de 1809). Il n'emploie pas le terme de rigidité, mais il parle du resserrement spasmodique; et à ce propos il blâme la dilatation que certaines sages-femmes cherchent à opérer
sur le col à chaque douleur de la femme en couches.
La rigidité mécanique lui est aussi connue : « Sans
subir un resserrement spasmodique, dit-il, le col de
la matrice peut être, par fermeté naturelle, plus ré-

sistant à la dilatation. A ce sujet il rappelle une remarque du professeur Kook, qui sera reproduite beaucoup plus tard comme inédite : il est reconnu que les femmes jeunes et fortes, ou d'un âge un peu avancé, accouchent plus lentement et plus difficilement qu'une femme malade ou faible ; mon maître Lamothe fait aussi la même remarque. »

Nous commencerons cette étude par la rigidité pathologique ; nous pouvons y faire rentrer un grand nombre des chapitres que nous venons de donner relativement à la pathologie du col ; nous commençons par examiner la rigidité qui est sous la dépendance d'une altération organique, en particulier de la dégénérescence squirrheuse.

A. **Rigidité pathologique par dégénérescence squirrheuse du col.**

Si nous indiquons en premier lieu ce genre d'obstacle à l'accouchement, ce n'est pas qu'il soit plus fréquent ni plus important dans son étude ; c'est seulement pour laisser le champ plus libre à un diagnostic plus délicat entre deux sortes de rigidité qui ont plus spécialement leurs causes dans la marche du travail. La rigidité par dégénérescence du col est une chose relativement rare. Je n'ai pas eu assez longtemps sous les yeux un vaste champ d'observations pour en citer des exemples. Les altérations organiques de ce genre n'affectent, il est vrai, en général, que les personnes arrivées à une époque plus ou moins rapprochée de la ménopause, à un âge où chacun a eu sa part de déceptions, de pertes douloureuses. C'est pour dire en passant qu'on fait gratuitement

une bien large part d'influence aux dépressions mo-
rales dans l'hypergénèse de certains éléments primi-
tifs de nos tissus. Néanmoins nous avons vu trop
souvent ce genre d'affection à un âge moins avancé;
il peut donc avoir pour siége le col utérin chez une
femme pouvant concevoir. C'est plus spécialement la
forme squirrheuse qui entravera l'accouchement, la
marche rapide de l'encéphaloïde, et sa tendance à
végéter opposant de plus grands obstacles à la conception. — Redirons-nous tous les signes du cancer
du col? Ils peuvent ne pas exister tous surtout au
début; mais nous trouverons plus ou moins les douleurs de reins et de ventre, une douleur sourde locale
s'étendant parfois au col vésical, les pertes jaunâtres,
malodorantes, mais plus sûrement les signes du toucher. Le col est souvent d'une dureté comme cartilagineuse; il est bosselé, fissuré. Si l'irrégularité de
contour n'existe pas toujours au début, la sensation
de dureté est constante. Au spéculum, coloration normale, quelquefois un peu pâle; orifice entr'ouvert,
souvent quelques érosions; hypertrophie portant sur
les deux lèvres ou sur l'une d'elles.

Les difficultés du travail qui peuvent entraîner la
rupture de l'utérus, la possibilité d'une hémorrhagie
par la déchirure de la tumeur, rendent le pronostic
grave. Alors même que l'accouchement s'est opéré
spontanément, il n'a pas moins une bien fâcheuse influence sur la marche ultérieure de la tumeur (1), à

---

(1) Voy. dans l'ouvrage de M. Aran (*Maladies de l'utérus*), l'article
consacré à l'influence de l'accouchement sur la marche du cancer utérin.

cause des pressions exercées par la tête fœtale ; enfin les enfants succombent très-souvent dans les cas dont nous parlons. — Dans un cas fourni par M. Gensoul, la maladie s'était propagée au conduit vulvo-utérin, et avait amené une telle obstruction de l'excavation pelvienne qu'on dut faire l'opération césarienne : la mort vint cinq jours après. — Sur 27 femmes observées par Pulchett, et atteintes de cancer du col, 5 moururent pendant le travail, et 9 peu de temps après l'accouchement.

On cite cependant des cas dans lesquels l'accouchement a pu se terminer spontanément. On a vu la dilatation s'opérer aux dépens de la lèvre antérieure, l'autre étant envahie en totalité par le cancer. Mme Lachapelle raconte qu'une femme en travail depuis trois jours éprouvait de vives douleurs ; le toucher fit reconnaître que la lèvre postérieure était squirrheuse, divisée en deux lobes continus recouverts par la muqueuse, dont le plus gros égalait le volume d'une noix ; la lèvre antérieure saine se prêta seule à la dilatation ; l'accouchement terminé, on retrouva les deux noyaux squirrheux ; mais les commissures du col présentaient une fissure profonde. On a vu la rupture de la tumeur ou le détachement d'un de ses lobes fournir un passage suffisant au fœtus ; mais il ne faut pas oublier que la nature est presque toujours impuissante. La seule ressource de l'art sera dans les incisions multiples pratiquées sur le pourtour de la masse cancéreuse, et lors même qu'on serait amené à pratiquer des manœuvres, on devra encore recourir au bistouri pour faciliter l'entrée de l'utérus.

Dans certains cas où la tumeur fait une saillie suffisante, et qu'elle n'a pas une base trop large, on peut
l'exciser ; c'est ce qu'a fait M. le Dr Arnolt (*Arch. de
méd.*, 1849); il pratiqua, au début du travail, l'excision
d'une tumeur squirrheuse siégeant sur la lèvre antérieure. Après cette petite opération, qui fut faite avec
des ciseaux courbes, la dilatation fut régulière et facile ; tout se passa pour le mieux. La malade ne mourut
que seize mois après, des suites d'une récidive.

B. **Des rigidités mécanique et spasmodique.**

Dans ce chapitre, nous allons étudier un certain
nombre de causes qui rendent le travail des accouchements très-lent, tout en restant dans la très-grande
majorité des cas en dehors des causes de dystocie proprement dite. La lenteur du travail n'a, du reste, par
elle-même rien de pathologique ; elle est quelquefois
simplement sous l'influence de dispositions spéciales
ou de l'hérédité ; mais dans quelques circonstances
elle tient à certains états particuliers du col utérin,
qui feront l'objet de notre travail. — Au premier
abord, l'arrêt du travail de l'accouchement coïncidant
avec la persistance des contractions utérines et avec
l'absence des causes ordinaires de dystocie provenant
du fœtus, ou de la conformation du bassin, semble
laisser au diagnostic certaines difficultés. Mais en dehors de ces signes négatifs, nous verrons qu'il y a des
signes positifs appréciables.

Les rigidités mécanique et spasmodique apportent
un retard plus ou moins prolongé dans le travail ;
mais, si leurs effets sont les mêmes, les moyens à op-

poser ne seront pas tout à fait identiques ; aussi nous attachons-nous à une distinction qui pour nous n'est pas sans valeur. La rigidité du col est vitale ou mécanique, autrement dit dynamique ou organique.

La rigidité par rétraction spasmodique est un phénomène actif. La rigidité simple ou mécanique est un état passif en vertu duquel les fibres de l'orifice résistent à la dilatation qu'elles doivent subir.

On sait que les fibres contractiles de l'utérus à l'état très-rudimentaire, en dehors de la gestation, s'accroissent en nombre, en force et en longueur pendant la gestation, et finissent par transformer l'utérus en un organe cellulo-musculeux. Le col utérin participe aussi au développement de cet élément et devient une sorte de sphincter. L'élément contractile y est seulement moins ramassé en faisceaux et enveloppé dans un tissu conjonctif, qui doit être assez lâche au moment de l'accouchement pour permettre au col de s'effacer. Eh bien ! il y a rigidité vitale quand il se produit une rétraction spasmodique des fibres musculaires du col ; il y a rigidité mécanique quand l'obstacle apporté au travail se trouve dans l'épaississement ou l'engorgement du tissu cellulaire.

SIÉGE ET FRÉQUENCE.

La rigidité simple est assez rare. Sur 4,000 cas, M. Scanzoni, de Prague, ne l'a rencontré que 10 fois avec certitude et constituant un obstacle à l'accouchement, tandis qu'il a observé la constriction spasmodique plus de 50 fois. Dans ce dernier cas quel est le siége précis de la rigidité? Les auteurs qui ont traité ce sujet disent tous qu'elle siége soit sur l'orifice externe du col, soit sur l'orifice interne. Nous verrons que la rigidité spasmodique a, il est vrai, deux siéges différents assez tranchés : l'un supérieur ou interne, l'autre inférieur ou externe. Mais la dénomination qu'on leur donne ordinairement est-elle exacte? Nous ne le pensons pas. Nous croyons que ce que l'on appelle la rétraction de l'orifice externe siége en réalité sur l'orifice interne, et que ce qu'on appelle rétraction de l'orifice interne siége sur les fibres moyennes du segment inférieur de l'utérus. — Expliquons-nous.

J'ai pu observer attentivement près de 200 femmes dans la dernière période de leur grossesse et dans la première période de l'accouchement, et j'ai toujours constaté que pendant que l'orifice externe de l'utérus était élargi, souple et dilaté, l'orifice interne était encore fermé ou bien moins dilaté. L'orifice externe offre toujours un plus grand degré de dilatation; les lèvres du col s'écartent, la cavité du col prend la forme d'un cône tronqué dont la base est en avant; celui-ci s'aplatit de plus en plus par la dilatation de l'orifice externe, jusqu'à ce que la portion vaginale de l'utérus se trouvant entièrement distendue, on ne trouve plus qu'une seule ouverture pour pénétrer dans la cavité utérine, c'est l'orifice interne. Les primipares surtout permettent d'observer le fait avec plus d'évidence, ainsi que les personnes offrant un col utérin recouvert de follicules hypertrophiés dont on peut suivre les déplacements successifs. Dans ce cas, lorsque le col est bien effacé, on peut voir manifestement les lèvres de l'orifice externe à quelque distance de l'orifice interne et l'entourant circulairement. Du reste, l'orifice interne du col jouit constamment d'une contractilité plus grande que l'externe, même après l'accouchement, et c'est par erreur que Kilian a voulu établir qu'il se dilatait le premier. Nous voyons donc que le siége inférieur de la rétraction spasmodique se trouve sur les deux orifices, confondus en un seul, et plus spécialement sur l'orifice interne. Quant au siége supérieur de la rétraction, nous verrons plus loin qu'il se trouve sur les fibres moyennes du segment inférieur de l'utérus. On devrait dire simplement rigidité externe et rigidité interne, suivant qu'elle a pour siége l'anneau inférieur ou l'anneau supérieur de rétraction.

Dans le cours de ce travail il nous échappera souvent de conserver les dénominations de rétraction de l'orifice externe et de rétraction de l'orifice interne. Il restera au lecteur le soin d'appliquer à ces dénominations le sens vrai que nous avons indiqué ; ajoutons que lorsque la rigidité est primitive, c'est-à-dire survient pendant le travail, elle a le plus souvent son siége à l'orifice externe. Quand elle est secondaire, elle est presque toujours interne, c'est-à-dire qu'elle a son siége sur les fibres les plus inférieures de l'utérus. Ajoutons que la rigidité secondaire est toujours spasmodique ; on comprend en effet que, dans la rigidité mécanique, la tonicité des fibres musculaires, étant trop grande, résiste aux forces expultrices, mais qu'une fois vaincue elle ne peut se renouveler : ce n'est donc pas dans cette circonstance qu'on verra le cou de l'enfant serré par une rétraction nouvelle.

ÉTIOLOGIE.

Ici encore nous trouvons des causes qu'on peut plus spécialement attribuer à l'une ou à l'autre des deux sortes de rigidité.

A. Étiologie de la rigidité spasmodique.

Sans être dans un état de rétraction spasmodique bien évident, le col peut être plus irritable, moins dilatable que de coutume. On a rattaché cet état soit à la longueur même du travail, soit à l'abus des boissons échauffantes, soit à l'impression du froid. Ces cas de col sensible, à dilatation plus longue que la durée moyenne d'un travail normal, peuvent être considérés comme un premier degré de la rigidité spasmodique; ils sont fréquents, mais ils échappent souvent à l'attention de l'accoucheur. Du reste, dans ces cas, l'expectation serait la seule conduite à tenir. Si cependant l'irritabilité du col était excessive, on emploierait avec utilité des injections émollientes et une potion opiacée.

Les causes de la rétraction spasmodique proprement dite sont assez nombreuses. M. Jacquemier dit que les primipares y sont moins disposées que les multipares. Néanmoins, dans un grand nombre d'observations que nous avons feuilletées ou rédigées sur ce sujet, nous trouvons une proportion plus grande de primipares.

Les femmes irritables, sujettes aux spasmes, y sont plus prédisposées; Smellie, tome II, page 330, semble accuser l'abus des spiritueux de pouvoir produire cette rigidité du col; ajoutons à ces causes prédisposantes les causes qui agissent d'une manière plus directe; ainsi la crise éclamptique, puis les irritations inflammatoires de l'utérus, un utérus sensible naturellement ou rendu sensible par une cause quelconque de dystocie, et en général tout ce qui troublerait le travail, même d'une manière indirecte; ainsi une crainte exagérée, une émotion morale. Exemple : Une femme avait perdu son enfant dans sa première couche; dans la couche suivante la sage-femme eut l'imprudence d'annoncer devant la malade une mauvaise présentation. La patiente éprouva alors une vive crainte de voir se reproduire l'issue fâcheuse qu'avait eue le premier accouchement. Sous l'influence de cette crainte le travail fut complétement enrayé pendant plusieurs heures, et on ne put en attribuer la cause immédiate qu'à une rigidité spasmodique du col. Autre exemple : Betschler cite un cas dans lequel un violent orage suspendit les douleurs, en sorte que le col, largement ouvert déjà, se referma et que le travail de l'accouchement ne recommença qu'au bout de quatorze jours.

Quelques circonstances tirées du travail lui-même prédisposent d'une manière bien évidente à l'accident dont il s'agit. En première ligne, un travail trop actif au début qui met une partie fœtale en contact avec un col qui n'y est pas préparé, soit par une dilatation suffisante, soit par une complète humectation.

C'est d'une manière analogue qu'agit souvent la rupture prématurée de la poche des eaux, que cette rupture soit produite par l'instrument ou par une contraction utérine trop forte aidée de la faiblesse naturelle des membranes. Alors, après l'écoulement d'une partie du liquide amniotique, le travail n'étant qu'à son premier début, l'utérus perd de son activité d'action, et le contact trop immédiat, trop prolongé, du fœtus avec la cavité utérine, réveille des contractions irrégulières partielles, ainsi que le spasme du col. M. Jacquemier décrit encore un autre effet fàcheux de la rupture prématurée de la poche des eaux. « Quand, dit-il, la rupture de la poche amniotique n'est pas précédée de la dilatation du col, et qu'elle n'est pas accompagnée de douleurs franches, il arrive souvent que les eaux ne s'écoulent que goutte à goutte pendant plus d'un jour, avant que le travail commence franchement. Est-il besoin d'ajouter que les divers temps de l'accouchement sont également dans ce cas assez laborieux, et que des contractions irrégulières peuvent se manifester? Il en est de même quand le travail est ralenti par un degré léger de rétrécissement du détroit supérieur.

Il est une cause du spasme contre laquelle il est d'autant meilleur de se prémunir qu'elle est assez fréquente, c'est l'administration mal indiquée du seigle ergoté. En présence d'une femme nerveuse, irritable,

on comprend que l'ergot de seigle, agent stimulant à
la manière de la strychnine, puisse produire des effets
fâcheux.

Notons aussi dans les causes déterminantes l'emploi
intempestif ou mal appliqué de la dilatation, des ex-
citants, enfin le contact des instruments.

B. Causes de la rigidité mécanique.

La rigidité mécanique se rencontre d'abord dans
les cas d'accouchement prématuré ; elle s'explique
alors par la difficulté qu'un col utérin, encore incomplétement effacé, éprouve à se dilater ; dans ces cas,
en effet, l'effacement du col doit marcher de front
avec sa dilatation.

La rigidité mécanique arrive aussi dans les circonstances suivantes du travail :

Lorsque la rupture de la poche des eaux arrive, la
partie qui se présente forme généralement coin, c'est-
à-dire que les eaux s'écoulent plus ou moins vite par
les intervalles laissés entre cette partie et le bassin.
Quelquefois au contraire la partie qui se présente
ferme plus ou moins exactement le contour du détroit ;
cela arrive surtout lorsque la tête est volumineuse et
qu'elle a ses grands diamètres dirigés dans le sens des
grands diamètres du détroit supérieur. Ce genre
d'occlusion du détroit est favorisé par un degré léger
de réduction dans ses dimensions. Quoi qu'il en soit,
on comprend que la portion la plus inférieure de la
poche des eaux se vide seule ; la chambre supérieure
de cette poche, située au-dessus de la tête, est plus ou

moins distendue pendant les contractions; la tête est ainsi refoulée par cette distension : alors le col, encore peu dilaté et comprimé circulairement, finit par s'engorger, et cet engorgement constitue un nouvel obstacle au travail.

Mais le plus souvent la rigidité mécanique est sous l'influence de causes antérieures au travail. La résistance du col, qui entraîne un travail plus ou moins long et quelquefois pénible dans l'accouchement à terme, se rencontre surtout, comme l'ont fait remarquer Dewees et, avant lui, Kook, même Morgagni, chez les jeunes primipares et chez celles qui accouchent pour la première fois dans un âge avancé. Morgagni observe que le col utérin cède difficilement à l'extension chez les jeunes primipares qui ont la fibre ferme et résistante. La rigidité tient, dans ce dernier cas, à ce que le col n'a pas acquis, dans les derniers jours de la grossesse, toute la souplesse qu'il doit acquérir, et, dans l'autre cas, à ce que le col a subi, sous l'influence de l'âge, un certain mouvement de rétraction. Ce genre de résistance, généralement peu sérieux, est tout à fait indépendant de la tension inflammatoire ou spasmodique. Il est plus commun de trouver cette rigidité avec une certaine épaisseur; mais souvent le col est presque aussi mince qu'il l'est ordinairement au terme de la grossesse. «Dans ce cas, dit M. Jacquemier, la résistance ne porte que sur les fibres qui circonscrivent l'orifice, et quoique l'obstacle soit extrêmement limité ou très-faible, il n'en résulte pas moins que le travail reste longtemps inefficace, même assez longtemps inefficace pour avoir nécessité le debridement du col.

Parmi les autres causes antérieures au travail, nous trouvons tout ce qui peut donner au col plus d'épaisseur et de consistance, et en particulier l'engorgement, la métrite chronique. Nous retrouvons une influence analogue dans les maladies antérieures du col, les ulcérations, les cautérisations un peu profondes de cet organe. Ces causes diverses agissent en entretenant un état congestif habituel qui entraîne avec lui un épaississement, une hypertrophie du tissu cellulaire. Cette modification du col a donc pour effet de rendre sa dilatation difficile et d'entraver également les contractions utérines. Ces indurations, ces hypertrophies du col sont bien souvent susceptibles d'être transformées, ramollies dans la dernière période de la grossesse, ce qui n'arrive jamais pour les altérations organiques ; mais néanmoins le temps plus ou moins long pendant lequel la dilatation ne s'opère pas est employé à compléter ce relâchement et ce ramollissement des parties. De là un retard souvent considérable dans le travail. Joignez à cela que le col peut présenter naturellement ou accidentellement une étroitesse plus ou moins considérable, surtout à la suite d'un état pathologique antérieur à la gestation. Ses bords peuvent être collés ou bien avoir subi un mouvement de rétraction qui a transformé l'orifice en un pertuis quelquefois difficile à découvrir, ou en véritable fissure. Enfin ces dispositions de cet orifice coïncident assez souvent avec un déplacement du col, la distension, l'abaissement du segment inférieur de l'utérus ; et l'on comprend que ces circonstances contribuent encore à neutraliser pendant longtemps les effets de l'utérus.

DIAGNOSTIC.

A. Diagnostic général.

La première question à se poser est celle-ci : Quand on voit que le travail languit, comment est-on amené à trouver que l'obstacle dépend du col utérin? Il est clair qu'on ne peut arriver à déterminer cet obstacle que par la voie de l'exclusion. Ici il faudrait passer en revue toutes les causes de dystocie. Cette revue symptomatologique serait l'étude entière de la dystocie; elle serait du reste superflue. Est-il besoin de rappeler ici les causes de dystocie se rattachant au fœtus par des anomalies de volume ou de présentation du côté de la mère? Éliminons le rétrécissement pelvien et l'inertie utérine. Signalons parmi les autres causes qui peuvent enrayer le travail, la surexcitation nerveuse, des troubles gastro-intestinaux, tels que des crampes douloureuses de l'estomac, des coliques intestinales, puis des actions morbides diverses, telles que la céphalalgie, des douleurs errantes, des engorgements phlegmoneux du petit bassin, puis la distension exagérée du segment inférieur de l'ntérus, la déviation de l'orifice utérin, l'accumulation de l'urine dans la vessie ou des fèces dans le rectum, la résistance de la poche des eaux restant trop longtemps intacte. Disons seulement que toutes ces causes ont, pour la plupart, un ensemble de signes qui leur sont propres et qui sont étrangers à l'obstacle que nous étudions; que, de plus, dans toutes ces circonstances, on ne retrouve pas les données qui sont fournies par le toucher, dans le cas d'un état pathologique du col.

On pourrait confondre les effets de la rigidité du col avec cet ensemble de phénomènes qu'on a nom· més fausses douleurs, justement *à cause de la nullité de leurs résultats sur la marche de l'accouchement.* En dehors des douleurs qui accompagnent les dernières contractions utérines de la grossesse, il y a des douleurs appartenant à divers états morbides de l'organe, et c'est de celles-ci que nous voulons parler ; mais alors avec un peu d'attention, on en découvrira bientôt la cause soit dans un état de pléthore avec congestion utérine, active ou passive, soit dans la distension trop grande de l'organe gestateur. Enfin s'il fallait en croire les Allemands(1), il faudrait souvent soupçonner un rhumatisme utérin ; M. Cazeaux dit lui-même que le rhumatisme utérin prédispose aux contractions irrégulières, ralentit la marche du travail et rend quelquefois difficile l'expulsion du fœtus ; on pourra aussi reconnaître de l'irritation inflammatoire ; il faut cependant avouer, et l'on doit surtout cette connaissance à Burns, qu'à l'irritation inflam-

---

(1) M. Stolz, de Strasbourg, qui défend cette opinion, la fait reposer sur la nature musculaire de l'utérus dans la dernière période de la gestation, sur la coïncidence ou l'existence préalable du rhumatisme des membres, sur la sensation de roideur douloureuse dans les reins, de douleurs vagues, d'hystéralgie, et surtout sur les douleurs aux mouvements fœtaux ; néanmoins l'existence de cette affection peut-elle, dans l'état actuel de la science, être considérée comme légitimement établie ?

matoire de l'utérus s'ajoute promptement le spasme soit du corps, soit du col.

Ajoutons qu'on pourrait quelquefois confondre le resserrement spasmodique du col avec le retour partiel de cet orifice sur lui-même, après avoir été plus ou moins dilaté comme on l'observe après la rupture prématurée, naturelle ou artificielle, de la poche des eaux, surtout quand il y a application incomplète de la partie qui se présente sur les bords de l'orifice; on comprend bien alors que ces bords n'étant maintenus par la tension de cette poche, sont soumis à l'effet d'une rétractibilité naturelle; mais dans ce cas l'orifice restera mou, dilatable; la femme aura quelque temps de repos, et bientôt les contractions utérines regagneront amplement le terrain perdu; nous verrons suffisamment combien au contraire le retrait du col par spasme donne au toucher la sensation d'un orifice à bord tendu et dur, combien cet état était accompagné de malaises généraux, pénibles.

Lorsque donc on aura éliminé toutes les causes de ralentissement du travail que nous venons d'énumérer, on sera amené à trouver dans le col utérin le siége de l'obstacle. D'ailleurs il présentera même dans l'intervalle des douleurs un degré de consistance et un défaut de souplesse qui ne tarderont pas à attirer l'attention. Reste à rechercher la nature de cette résistance opposée par le col.

Diagnostic spécial et symptomatologie.

Le diagnostic de la nature de la rigidité repose sur l'ensemble de ses effets et des circonstances dans lesquelles elle se produit.

I. — Examiné sous le rapport des causes, le diagnostic : 1° de la rigidité spasmodique pourra découler, avec quelques probabilités, soit du tempérament plus ou moins nerveux de la femme, soit de sa situation morale, soit de la période du travail à laquelle se fait la rupture de la poche amniotique, soit des causes qui ont amené l'irritation et les contractions irrégulières de l'utérus. 2° La rigidité mécanique se rencontre plus spécialement chez les sujets lymphatico-sanguins, les multipares, surtout celles ayant eu antérieurement une couche difficile qui aurait occasionné des déchirures et favorisé la production dans le col d'un tissu inodulaire. Enfin elle se rencontre principalement chez les femmes qui ont une métrite, un engorgement du col ou toute maladie de cet organe qui a pu en modifier le tissu. Alors ces dernières accuseront avoir éprouvé depuis un certain temps l'ensemble plus ou moins complet des malaises qui dépendent de ces affections chroniques ; c'est le sentiment de pesanteur sur le rectum et la vessie ; ce sont les difficultés dans la miction et la défécation, le tiraillement dans les lombes et les aines ; l'écoulement des règles est souvent irrégulier, la femme accuse un écoulement muqueux abondant, et fréquemment des troubles sympathiques du côté de l'estomac.

II. — Sous le rapport du toucher on a des données plus précises. 1° Dans la rigidité spasmodique, on trouve à un degré plus ou moins prononcé l'orifice utérin plongeant fortement dans le bassin, et tendu comme une corde ; s'il y a eu un commencement de dilatation, le col tend à revenir un peu sur lui-même ; les bords de l'orifice sont amincis, rapprochés et tranchants ; on sent à travers le segment inférieur la partie de l'enfant qui se présente ; le vagin et le col sont secs et donnent au doigt la sensation d'une chaleur mordicante ; enfin le col est très-sensible. La rigidité spasmodique est effectivement douloureuse, et cette douleur semble réagir sur le spasme en l'entretenant. Nous retrouvons cette influence réciproque du spasme et de la douleur dans plusieurs muscles circulaires, par exemple dans le sphincter anal lorsqu'il y a une fissure ; ainsi que dans les cas récemment publiés du spasme du sphincter vaginal, et dans ceux du blépharospasme survenu à la suite de certaines blépharites. 2° Dans la rigidité mécanique, quelle que soit l'altération de tissu que le col ait subie, celui ci ne s'efface pas comme à l'état normal ; dans les derniers jours de la grossesse et même au commencement du travail, il conserve une certaine longueur et une certaine dureté ; la dilatation commence, mais, bien que les contractions utérines persistent, elle s'arrête ordinairement à 1 franc ; le col ne revient pas sur lui-même ; c'est un simple arrêt dans la dilatation ; ce n'est que dans la rigidité spasmodique que le col subit un mouvement de retrait ; la rigidité mécanique donne au toucher un col peu élevé,

épais, résistant et un peu dur : il est presque toujours insensible au toucher ; il y a parfois atrésie prononcée de l'orifice. Il est quelquefois plus ou moins
irrégulier dans son contour ; la rigidité proprement
dite peut n'occuper qu'une partie du col utérin ; mais
c'est assez rare (observ. de Mme Lachapelle, t. II,
p. 21, quatrième mémoire). Il peut exister des noyaux
d'induration dans l'une ou l'autre lèvre ; nous en citons deux observations.

Lorsque l'état de rigidité simple est l'effet de l'engorgement mécanique du col, on sentira la tête fœtale appuyant exactement sur le rebord du détroit
partout où l'index peut arriver. Si dans ces circonstances on place le doigt entre la tête et le col, on
sent le doigt fortement serré ; les eaux elles-mêmes
ont de la peine à s'écouler à travers cet interstice,
et la poche amniotique met beaucoup de temps à
faire une saillie même médiocre au niveau du col.
La résistance du col favorise assez souvent la rupture des membranes ; alors, quand celle-ci arrive, on
se rend mieux compte de l'état du col, le toucher
pouvant être pratiqué plus complétement.

III. — Quelques symptômes concomitants et la
marche de l'affection éclairent aussi le diagnostic :
1° Dans la rigidité mécanique, les douleurs et les
contractions ne présentent rien de particulier si ce
n'est qu'elles finissent par se ralentir et par cesser au
bout d'un certain temps ; car l'utérus se lasse de lut-
ter contre l'obstacle siégeant à son orifice ; il y a alors
inertie consécutive. Dans ces cas aussi nous ne trou-

vous ni l'irrégularité ni les alternatives que présentent les affections spasmodiques. Le travail est dès le début ou entravé ou extrêmement lent. Du reste, comme nous l'avons vu, la rigidité mécanique étant relativement beaucoup plus rare que la rigidité spasmodique, on devra tout d'abord présumer qu'on a affaire à cette dernière.

2° L'affection spasmodique du col peut se produire soit au début soit dans une période avancée du travail, et c'est à cette circonstance qu'est due la rigidité secondaire de Smellie, c'est-à-dire ces cas d'étranglement d'une partie fœtale par le col. Les contractions qui accompagnent les douleurs semblent du reste plus spécialement affecter le segment inférieur de l'utérus ; on peut s'en rendre compte par la palpation du ventre pour peu qu'on soit exercé à ce toucher. Dans les souffrances de la femme en travail la douleur cessant, elle éprouve presque du bien-être. Mais, lorsqu'il y a spasme, les douleurs n'ont pas les rémittences marquées qu'on observe ordinairement et il reste après l'orage un malaise et une tension générale qui font redouter une prochaine exacerbation. Lorsque la première période du travail s'est passée sans accident et que la portion vaginale de l'utérus est effacée, on remarque ordinairement que subitement les douleurs prennent un caractère particulier. Elles sont très-irrégulières dans leur durée, leur intensité et les intervalles auxquels elles se produisent ; elles sont toutefois à certains moments assez fortes et cependant le travail n'avance pas. Ce défaut de corrélation entre la force des douleurs et les progrès du travail doit éveiller l'attention de l'accoucheur. La rétraction spasmodique, en rendant inefficaces les contractions, rend la sensation douloureuse qui les accompagne très-aiguë et très-pénible. Les femmes patientes jusque-là deviennent agitées, remuantes ; elles ne peuvent garder une position, et se plaignent de vives et continuelles douleurs dans les reins. Les douleurs de reins ont toujours paru à Mme Lachapelle une conséquence de la rigidité de l'orifice utérin, surtout dans le cas de rétraction spasmodique (10e *Mémoire*, t. III, p. 304). Il n'est pas rare aussi de rencontrer dans ces cas le ténesme du col vésical. L'action spasmodique de l'utérus, qu'elle s'exerce sur le segment inférieur ou sur le col, est susceptible de cesser spontanément. Sa durée et son intensité sont variables. Quand elle dure un certain temps, à l'agitation et à l'irritabilité de la malade succèdent des intervalles d'abattement ; la respiration est anxieuse, et un mouvement fébrile se déclare, s'il ne s'est déjà déclaré.

IV. — Pour terminer le diagnostic, ajoutons que le traitement viendra encore le corroborer. L'emploi des antispasmodiques, qui réussit le plus souvent dans le cas de la rigidité vitale, échouera toujours dans la rigidité mécanique.

Il ne faut cependant pas se dissimuler que les deux natures de rigidité se trouvent souvent combinées sous l'influence de causes complexes. Dans les cas de ce genre, on devra commencer par employer le traitement qui a le plus d'innocuité, et par combattre l'élément spasme.

Spasme de la partie la plus élevée du col utérin.

Wigand et Burns ont les premiers attiré l'attention sur l'influence de la contraction partielle de l'utérus sur la marche du travail. Bonet et Capuron ont surtout étudié cette influence au point de vue de l'engagement, quand elle se prolonge jusqu'à ce moment. L'action partielle spasmodique de l'utérus, étudiée par Burns, se fait sentir dans la grande majorité des cas sur la partie la plus inférieure de l'organe, où elle se propage ordinairement. Elle peut donc siéger non-seulement au niveau de l'orifice, mais encore au niveau du segment inférieur de l'utérus.

Pour le spasme externe, on sait qu'on est exposé à le confondre soit avec la rigidité organique, soit avec le retour partiel du col sur lui-même, après avoir été plus ou moins dilaté. Le diagnostic de la rétraction spasmodique siégeant au niveau du segment inférieur de l'utérus n'est pas aussi facile à reconnaître que le diagnostic du spasme de l'orifice externe. Elle ne survient que lorsque déjà depuis longtemps les eaux se sont écoulées ; elle résulte, dit l'Américain Dewees, de la double tendance de l'utérus à reprendre sa forme primitive et à s'accommoder à la forme des parties contenues dans sa cavité. Quand elle existe à ce niveau, on ne peut le plus souvent que soupçonner la cause du retard apporté à l'expulsion du fœtus, car le point étranglé est ordinairement trop élevé pour être perçu par le toucher. Le diagnostic ne pourra guère reposer que sur l'absence des autres causes de dystocie, sur les symptômes généraux, sur

l'existence de contractions très-douloureuses et inefficaces, enfin sur la palpation du ventre qui fera quelquefois percevoir la rétraction du tiers inférieur du
globe utérin.

De la rigidité spasmodique au point de vue du dégagement fœtal.

La tendance de l'utérus à se contracter en sablier,
après l'accouchement, explique jusqu'à un certain point
sa prédisposition à se rétracter sur le corps du fœtus,
en particulier sur le sillon qui existe entre la tête et
les épaules. La partie rétractée doit donc, dans ce cas,
appartenir aux fibres les plus inférieures du corps
plutôt qu'à l'orifice externe, c'est-à-dire, qu'elle se
trouve au point d'union du corps avec le col. On comprend, du reste, que cette partie n'a pas à subir de
distension bien forte au moment de l'accouchement, et
qu'elle se resserre après la sortie du fœtus aussi fortement que le corps, tandis que la portion située au-des-
sous, ayant subi une distension forte et rapide, est
comme paralysée après le passage de la tête. En
résumé, l'anneau de rétraction peut se trouver au niveau même de l'orifice de la matrice, mais il se trouve
le plus souvent plus haut, au niveau des fibres inférieures de son corps.

Il peut arriver que la résistance opposée par l'anneau rétracté, quel que soit son niveau, finisse par être
vaincue, sans que l'état de spasme cesse entièrement;
alors, après le passage de la tête, les bords de l'orifice
n'étant plus soutenus se resserrent plus ou moins fortement, sur le cou du fœtus, et ne sont plus assez sou-

ples pour se dilater de nouveau devant les épaules réclamant aussi leurs droits de passage. A ce moment la tête peut être assez basse dans l'excavation pelvienne pour distendre le périnée et la vulve et arriver au dehors. Quel que soit le niveau de la partie rétractée, il est probable que le passage des épaules ne peut s'effectuer tant que l'état spasmodique persiste. On peut alors facilement se méprendre sur la nature et le siége de l'obstacle, si on néglige d'insinuer les doigts assez haut ou si on ne peut le faire. On peut croire à un volume excessif soit de la tête, soit du tronc fœtal, à un resserrement du détroit inférieur, à une grande brièveté du cordon, à la résistance du périnée, etc. On devra donc rechercher avec soin si on peut admettre l'existence de ces obstacles, et procéder à un toucher fort attentif.

Capuron s'était fait cette question : Comment s'assurer qu'il y a bien resserrement du col sur le cou du fœtus? Et il se la pose comme un problème difficile à résoudre ; en effet, cela n'est pas toujours facile, mais voici quelques signes de probabilités.

Si on peut arriver assez haut avec l'index, on percevra l'anneau rétracté qui embrasse le cou fœtal, mais souvent on ne le pourra pas à cause de la présence de la tête. On pourra alors soupçonner l'existence du cas que nous avons signalé quand l'expulsion cesse de faire des progrès, malgré des contractions énergiques, et quand en même temps la partie qui s'avance réagit faiblement contre les obstacles naturels qu'elle rencontre. Cela revient à dire que la tête est souvent mobile, qu'elle n'est comprimée fortement ni par le périnée, ni par le détroit inférieur. Ajoutons qu'elle tend à remonter dans l'intervalle des contractions ; cela vient de ce que, pendant les douleurs, elle ne descend que sous l'influence exclusive des muscles abdominaux (1).

Si ces signes n'étaient pas assez significatifs pour exclure le doute, on se bornerait à l'expectation ; car nous verrons que dans ce cas des manœuvres de traction peuvent avoir des suites fâcheuses.

PRONOSTIC.

L'accident dont nous faisons l'histoire n'est généralement pas grave. Combien n'avons-nous pas vu ou lu des cas de rigidité du col ayant cessé au bout d'un temps peu considérable, soit d'eux-mêmes, soit sous l'influence de la médication la plus simple. Quant à la lenteur excessive se manifestant dès le début du travail, c'est-à-dire à une époque où les membranes sont encore intactes, elle ne compromet en rien la vie du fœtus et est seulement pour la mère la cause d'une fatigue modérée. Le pronostic dépend surtout de la durée de la rigidité et de sa nature. Sans être perma-

----

(1) Remarquons que certains de ces signes peuvent se rapporter au cas de la brièveté exagérée du cordon. Seulement ici nous aurons, pendant la contraction, abaissement du fond de l'utérus, ainsi qu'une douleur localisée à ce niveau ; enfin, suivant M. Naegele père, on pourrait reconnaître pendant le travail si le cordon présente des circulaires au moyen de l'auscultation, car on devrait entendre alors un bruit de soufflet accompagnant la pulsation fœtale ; toutefois ce signe ne présente pas un caractère parfait de certitude.

nente par elle-même, elle peut persister pendant plus de temps qu'il n'en faut pour compromettre la santé de la mère et la vie de l'enfant. Indépendamment des accidents immédiats, tels que l'épuisement des forces de la malade, la distension exagérée du segment inférieur de l'utérus, qui peut aller jusqu'à produire une rupture funeste, la souffrance du fœtus, le prolapsus utérin (obs. de M. Thissier, thèse de 1860), notons l'intervention active du chirurgien qui peut être nécessaire et fort indiquée quand le travail traîne trop en longueur, mais qui peut aussi ne pas être d'une complète innocuité. De plus la rigidité prolongée peut déterminer l'éclosion d'une crise éclamptique ; nous ne parlons pas, bien entendu, du spasme dont le col est souvent le siége pendant la première période de l'accès éclamptique. Ce spasme, au lieu d'être la cause de l'accès, n'en constitue qu'un des premiers effets ; enfin, quand la rigidité a duré au delà d'un certain temps, les suites de couches ont été généralement plus pénibles. Il y a une réaction fébrile plus ou moins vive quelques heures après la délivrance, réaction fébrile qui n'a pas entraîné, à notre connaissance, de localisations phlegmasiques définies, mais qui en fait supposer la possibilité. Nous retrouvons aussi là les conséquences possibles des accouchements longs et de l'inertie consécutive, c'est-à-dire que l'utérus fatigué a pu perdre un peu de son ressort et de cette rétractilité si salutaire après tout accouchement. Les liquides sanieux mucoso-sanguinolents, quelquefois fétides, sont retenus dans la matrice qui n'est pas suffisamment revenue sur elle-même ; ils sont donc

exposés à l'absorption, absorption qui peut favoriser
l'éclosion de l'affection insidieuse et protéique, dite
fièvre puerpérale. Pour établir le pronostic de la rigidité, nous venons de voir l'influence possible de sa
durée. Sous le rapport de la nature, la rigidité spasmodique est moins grave, et cela parce qu'elle peut
céder d'elle-même ; la rigidité mécanique demandera
plus souvent l'intervention de l'art. On comprend
combien de difficultés elle présente à être surmontée
quand elle dépend d'un col plus ou moins induré.
Enfin le pronostic dépend de la période du travail à
laquelle la rigidité se manifeste. Il est évident que
lorsqu'elle survient pendant l'engagement, la vie de
l'enfant est plus menacée, et que dans ce cas les ressources sont plus restreintes, puisqu'on ne peut plus
agir aussi directement sur le col. Dans un cas de présentation pelvienne, dit Mauriceau, la contraction con-
vulsive fût si forte qu'on arracha le tronc de l'enfant.
M. Ménard cite aussi un cas où le travail durait depuis
quatre-vingt-seize heures. L'enfant vint par le siége ;
il ne parvint que très-difficilement à faire descendre
les bras ; la partie supérieure du col embrassait le
thorax comme une cercle de fer (M. Velpeau, ouv.
cité) ; heureusement ces cas sont fort rares.

TRAITEMENT.

A. Traitement prophylactique.

Le traitement sera prophylactique si faire se peut.
Lorsque le médecin aura à donner des soins à une

femme grosse qui réunira les conditions d'irritabilité
dont nous avons parlé, il s'attachera à prévenir toutes
les causes de spasme ; ainsi les bains tièdes pendant les
derniers jours de la grossesse. Au moment de l'accouchement, il évitera de rompre trop tôt les membranes
ou de pratiquer trop souvent le toucher. On ne doit
pas, dit Lamothe, ouvrir la poche des eaux avant que
l'orifice de la matrice soit entièrement préparé à
l'accouchement, c'est-à-dire qu'il soit plus large
qu'un écu de 6 francs, et que son cercle soit assez
souple et assez mince pour qu'il puisse aisément s'étendre au delà ; enfin il faut écarter de la femme en travail tout ce qui pourrait affecter son moral, susciter
des passions tristes, produire de la crainte ou une
surprise trop vive. On ne saurait aussi trop surveiller
l'influence de l'entourage. Pour ce qui est de l'habitation, du coucher, de la température de l'appartement,
on devra se conformer aux prescriptions d'hygiène
générale.

B. **Traitement curatif.**

Enfin nous supposons que le travail traîne en longueur depuis un certain temps, et qu'on ne puisse
rattacher cette lenteur qu'à un des états du col dont
nous avons parlé. Si nous avons cherché à faire ressortir que la rigidité du col pouvait dépendre d'influences différentes et être de diverses natures, c'est
pour faire ressortir aussi que le traitement dans ces
différents cas ne doit pas être tout à fait identique.

I. TRAITEMENT APPLIQUÉ A LA RIGIDITÉ PRIMITIVE.

Tout d'abord nous considérons naturellement le cas le plus ordinaire dans lequel le travail est entravé et dans lequel la partie qui se présente ne peut par conséquent être encore engagée. Nous avons vu que la dilatation lente de l'orifice utérin n'a rien de pathologique par elle-même, que dans la majorité des cas la rigidité du col était un accident passager qui ne devait causer que peu d'inquiétude. On a affaire le plus fréquemment à cette rigidité légère qu'on observe souvent soit chez les primipares, soit chez certaines femmes nerveuses.

Généralement ces causes n'ont pour effet qu'un travail plus lent qu'à l'habitude, mais qui n'est point entravé. Dans ces circonstances ainsi que dans les cas où les douleurs sont peu fortes, où le travail n'a pas encore duré longtemps, où le col n'est pas très-tendu, on devra se borner à l'expectation. Si, comme cela peut arriver dans le second cas, l'irritabilité et les douleurs étaient trop exagérées, on se contenterait de donner une injection émolliente et une potion calmante. Si au contraire le col était rigide sans être irrité, avec absence de réaction générale, comme cela peut se rencontrer dans le premier cas, et que le travail se prolongeât trop, on pourrait donner aux contractions plus d'activité par divers moyens simples : une potion excitante, une injection huileuse, des frictions sur le ventre. C'est aussi dans ce but que Kilian et Chailly conseillent de rupturer la poche des eaux.

Mais en général l'ergot de seigle et les autres exci-
tants directs des contractions utérines sont contre-indiqués et ne feraient qu'augmenter l'irritation de l'utérus et retarder l'accouchement. Le diagnostic général
a ce côté d'importance qu'il prémunit contre cette
médication intempestive.

Nous avons vu que la rigidité spasmodique cesse
souvent spontanément. Dans la rigidité mécanique
elle-même l'épuisement du col tend à se résoudre au
début du travail et son effacement se complète pendant le temps que le travail semble enrayé. Il faut
donc éviter d'apporter de la précipitation dans l'emploi des moyens propres à relâcher le col. On doit se
résigner à un travail long, et, s'il n'est que médiocre-
ment douloureux, accorder une large part à la patience. Bornez-vous à faire faire à la femme un
exercice modéré. La dilatation inappréciable et lente
finit par faire des progrès qui ne laissent plus de
doutes sur l'efficacité du travail.

En règle générale, on ne doit recourir à une intervention active qu'après une expectation prolongée.
On comprend du reste que l'accouchement n'est
qu'une fonction, un acte physiologique, que par conséquent les forces de la nature peuvent presque toujours à elles seules en faire tous les frais. L'expérience a montré que des accouchements laborieux
pouvaient se terminer seuls bien au delà de la durée
moyenne du travail. J'ai trouvé pour cette durée onze
heures dans le cas des primipares, et neuf heures pour
les multipares. On pourra s'aider de cette durée ap-
proximative pour s'assurer s'il y a retard réel dans

le travail, et pour expecter si on présume que la cause de ce retard est susceptible de cesser spontanément. L'étendue et la fréquence de la prolongation de la période de dilatation au delà de sa durée moyenne ou ordinaire sont très-variables. Un des relevés les plus considérables sur ce sujet, celui de Churchill, n'en donne pas une idée exacte, car il ne comprend la durée du travail que jusqu'à la rupture des membranes. Quant à la statistique de Mme Lachapelle, elle comprend non-seulement la durée du travail proprement dit, mais encore l'expulsion du fœtus elle-même. D'après elle, sur **2,230** accouchements :

1476 se sont faits entre   1 et   6 heures.
 749   —   7   12   —
 124   —   12 24   —
  15   —   24 36   —
   4   —   30 48   —
   1   — en 60 heures.

Le relevé suivant comprend le temps écoulé depuis le début du travail jusqu'à l'accouchement. Il porte sur une période d'environ cinq mois et demi de mon service d'interne à la Maternité de Lyon.

Sur 510 accouchements, j'ai trouvé, pour le temps écoulé depuis le début du travail jusqu'à l'accouchement.

Une période inf. à   3 heures dans   2 cas.
Ayant duré de   5 à   6   —   25
    —   de   6 à   7   —   32   —

Ayant duré de 7 à 8 h. dans 53 cas.
— de 8 à 9 — 79 —
— de 9 à 10 — 107 —
— de 10 à 11 — 101 —
— de 11 à 13 — 71. —
— de 15 à 18 — 21 —
— de 24 à 26 — 10 —
— de 35 à 40 — 5 —
Supérieure à 48 heures — 4 —

La première de ces trois dernières évaluations se rapporte à des cas soit d'inertie utérine, soit de rigidité légère du col, soit de rupture hâtive des membranes, soit de tête fœtale volumineuse.

La deuxième se rapporte à 2 cas de présentation pelvienne, dans l'un desquels les eaux s'étaient écoulées depuis longtemps, puis à 1 cas de rigidité spasmodique, enfin à 2 rétrécissements légers du bassin (2 cas de forceps).

La dernière de ces évaluations se rapporte à une présentation de l'épaule avec procidence d'un bras, puis à 3 rétrécissements du bassin ayant nécessité, l'un le forceps simple, un second le forceps aidé du tracteur de M. Chassagny, enfin le troisième la céphalotripsie.

Peut-on cependant se baser entièrement, pour l'emploi d'une intervention active, sur le laps de temps écoulé depuis le début du travail? Certainement il ne faut pas méconnaître l'utilité de cette donnée; mais on ne peut accorder qu'il faille achever la dilatation si elle ne s'est accomplie spontanément dans un temps donné. Souvent la période moyenne de la dilatation peut être de beaucoup dépassée sans suspension du travail lorsque, par exemple, l'action de l'utérus est faible et lente. Du reste, elle peut être restreinte, même entravée, sans pour cela qu'il y ait indication d'avoir recours à des moyens actifs. L'état général de la femme, la force et la rapidité des douleurs, l'état présumable du fœtus, enfin les causes de la lenteur du travail, si elles peuvent être appréciées, seront de meilleurs guides que les données d'une statistique.

Si les contractions sont depuis longtemps inefficaces et qu'elles finissent par devenir très-douloureuses, il survient une agitation et des phénomènes fébriles qu'il faut prévenir. Les injections huileuses, émollientes, mucilagineuses, et surtout le grand bain tiède, dans la plupart des cas de rigidité, seront très-efficaces à assouplir le col, à calmer l'irritabilité de l'utérus, et par cela même à rendre aux contractions utérines leur liberté et leur force. Il faut être prévenu que le bain n'aura pas un effet sédatif très-immédiat. Il semble souvent aux malades, dans les premiers moments, que les douleurs sont plus pénibles. L'impatience les gagne, et elles veulent rentrer dans leur lit ; il faudra les retenir dans leur bain pendant une heure à une heure et demie. Elles devraient en sortir si des douleurs fortes, régulièrement intermittentes, se manifestaient. Mais, si les douleurs franches ne surviennent pas, on fera promener la malade, et on lui fera prendre un second bain.

1° Du traitement appliqué à la rigidité mécanique.

Douches. — Lorsqu'on aura affaire à ce genre de rigidité, et qu'on n'aura obtenu aucun résultat satisfaisant au moyen des injections et des bains tièdes prolongés, on pourra employer les douches tièdes. Ce moyen pourra avoir dans quelques cas un effet suffisamment actif, il a surtout réussi entre les mains de M. Scanzoni, de Prague, qui en a étendu l'emploi avec succès contre la rigidité spasmodique. Un irrigateur Éguisier de 2 ou 4 litres, un conducteur, enfin de l'eau à 30 ou 35 degrés, suffiront. On peut aussi se servir d'un vase suspendu plus ou moins haut, dans lequel on verse l'eau et dans lequel on plonge un siphon qu'on amorce ; on injecte 20 ou 25 litres consécutifs, avec une force modérée, et on recommence cela à deux ou trois reprises, à un intervalle variable, suivant l'effet produit. Il n'est pas rare, dit M. Scanzoni, qu'une seule douche suffise pour faire cesser la constriction et pour débarrasser rapidement les malades de leurs angoisses.

Toutefois ce moyen, du reste employé quelquefois à la Charité (Lyon), d'après le conseil de Kiwisch, pour amener l'accouchement prématuré, ne pourra, en général, être considéré dans ce cas que comme un moyen adjuvant. La douche, en effet, ne provoquera que d'une manière très-lente la dilatation du col. Ajoutons que lorsque la femme souffre, il lui est difficile de garder l'immobilité qui est convenable pour la recevoir.

Dilatation. — 1° *Dilatation manuelle.* — Un moyen également efficace sans doute est la dilatation artificielle faite avec la main. Burns est un de ceux qui l'ont préconisée les premiers. Il en pose bien les principes, mais en exagérant, comme nous le verrons, la fréquence de ses indications. La dilatation ne doit être faite, en général, que pendant les douleurs, pour combattre l'effet rétractif de chaque douleur sur le col. Smellie, p. 232, t. I, donne le conseil de dilater l'orifice à chaque douleur. En l'absence des douleurs, effectivement, la dilatation est susceptible de provoquer une action partielle spasmodique. Le col doit être déjà un peu dilaté. Pour que la dilatation soit le plus efficace possible, il doit avoir déjà subi un léger degré de relâchement sous l'influence du grand bain ou des douches ; autrement cette dilatation, ayant une action trop directe et trop active sur un col très-tendu, serait plus irritante. La meilleure manière de la pratiquer, c'est d'introduire d'abord deux ou trois puis quatre doigts ; quand on ne peut introduire quatre doigts, l'index et le médius suffisent comme étant plus longs et plus forts. Quoi qu'il en soit, on les introduit allongés en cône ; on les écarte doucement et d'une manière graduelle, jusqu'à ce qu'on sente une résistance un peu forte. On recommence à de petits intervalles, en maintenant les doigts écartés d'une manière de plus en plus prolongée. On a soin de porter la main alternativement dans la pronation et dans la supination, pour que tous les points du pourtour du col soient soumis à une distension égale. On pratique cette petite manœuvre à intervalles plus ou moins éloi-

gnés, suivant l'état de la femme, suivant l'état du
col et l'effet qu'on produit. En agissant d'une manière progressive, on ne détermine pas de douleurs
et on verra le col s'effacer. On pourrait, d'après
M. Hamilton, hâter assez la première période du
travail pour l'accomplir dans un temps donné. Mais
d'abord il n'y a aucune nécessité absolue à cela. Cette
manière d'agir exposerait à ne pas ménager assez la
dilatation et d'ailleurs il faudrait que les douleurs
ne se manifestassent presque sans aucun intervalle.

2° *Dilatation à l'éponge.* — L'application de l'é-
ponge préparée rentre dans l'étude de la dilatation
artificielle; elle a été innovée par Kluge. Elle a été mise
en usage plusieurs fois avec succès par M. Bouchacourt,
de Lyon, une fois entre autres chez une jeune primipare
de 18 ans dont le travail durait depuis vingt heures
et paraissait complétement enrayé. Notons que six
douches avaient été employées sans produire d'effets
sensibles. Notre observation 1 est un exemple analogue. Chez une autre femme, l'éponge préparée n'eut
pas le même résultat avantageux et on dut recourir
au débridement. On se sert d'un coin d'éponge préparée qui offre à peu près 5 centimètres pour la
longueur, et pour la base de 1 centimètre à 2,
suivant l'état du col. Cette rondelle, préalablement
attachée à un cordonnet un peu long, doit être saisie
à sa base avec une longue pince courbe, puis dirigée
vers l'orifice de la matrice dans lequel on l'engage. On
doit maintenir l'éponge pendant quatre ou cinq minutes dans le col avant de retirer la pince, puis on
place dans le fond du vagin une grosse éponge, puis

quelques tampons de charpie, et on soutient le tout avec un sous-cuisse. M. Cazeaux ayant observé à la suite de ce tamponnement des douleurs assez vives ainsi que la gêne des fonctions de la vessie et du rectum, a été amené à faire construire un petit appareil à l'aide duquel il maintenait l'éponge dans l'orifice du col, appareil ayant quelque analogie avec celui qu'on emploie pour maintenir les caustiques solides appliqués sur le col utérin. On peut, pour faciliter le procédé de Kluge, charger le col avec un spéculum plein, surtout s'il est dévié, mais cela n'est pas toujours facile ; du reste, le doigt est en général un conducteur suffisant. Quand une première application a épuisé son effet, on peut faire une deuxième application, puis une troisième, en taillant des rondelles d'éponge comprimée de plus en plus larges, à mesure que la dilatation fait des progrès.

Cette méthode, inférieure à l'emploi des douches sous le rapport de l'innocuité, agit de la même manière que la dilatation à la main, c'est-à-dire en distendant les bords de l'orifice utérin ; elle a l'avantage d'opérer avec beaucoup de lenteur et graduellement, qualités qui peuvent en faire rechercher l'application dans la pratique de l'accouchement prématuré, mais dans le cas qui nous occupe, on a plus souvent besoin d'un moyen plus expéditif ; or, la dilatation par la main est plus active que par l'éponge ; l'application de celle-ci n'est pas toujours commode et sûre ; la dilatation qu'elle produit n'est pas toujours bien régulière, varie avec le degré d'humidité des parties, et cesse dès que l'éponge est arrivée au terme de son mouvement expansif.

D'ailleurs, la dilatation à la main étant plus efficace et étant un moyen qu'on a toujours à sa disposition, pourquoi ne pas l'employer immédiatement quand la dilatation artificielle est indiquée?

On a essayé d'opérer la dilatation en introduisant une petite vessie de caoutchouc vide au niveau de la cavité du col, puis en la gonflant d'eau ; je doute que ce moyen trouve son application dans le cas qui nous occupe. Disons en passant que M. Tarnier a utilisé très-ingénieusement un petit appareil de ce genre, mais un peu modifié pour pratiquer le décollement des membranes, dans le but d'amener l'accouchement prématuré.

Débridement du col. — Avec le temps et les moyens précédemment employés, la dilatation se complète le plus souvent avant que la santé de la mère soit compromise. Il est peu fréquent, en effet, qu'on soit dans les nécessités d'avoir recours à une médication plus active quand le col est dans un état bien normal, en dehors de ses variétés de résistance et d'étroitesse. Néanmoins, bien que le col soit sain, il peut arriver qu'il faille hâter le travail par un moyen plus prompt que les précédents, le débridement. Cette indication se présente soit quand une hémorrhagie se manifeste, soit quand le col est menacé de se rompre, soit quand il y a prolapsus irréductible et compression du cordon (1), soit seulement quand le travail, en se prolongeant malgré l'emploi des moyens ordinaires, devient telle-

____

(1) M. Depaul (Clinique du 7 juillet 1863) donne le conseil d'opérer le débridement du col dans ce cas, afin de terminer promptement l'accouchement et de prévenir ainsi la mort du fœtus.

ment pénible qu'il y a urgence à ne plus le laisser traîner en longueur. Enfin, on comprendra que les premiers moyens indiqués sont impuissants dans le cas où le col est très-épaissi, qu'il est induré, modifié dans son tissu et que son orifice est plus ou moins rétréci.

Dans ces cas étudiés par Dewees, où la résistance du col a son étiologie principale dans la primiparité et en particulier dans une première grossesse tardive, nous avons vu que l'obstacle est en apparence faible, et cependant le travail longtemps inefficace ; le pourtour de l'orifice est généralement mince et quelquefois assez mince pour qu'on se demande s'il ne résiste pas par sa seule sensibilité, la contractilité devant être peu efficace avec une telle minceur de fibres. Dans ce cas et dans d'autres analogues, qu'on peut considérer comme intermédiaires entre la rigidité spasmodique et la rigidité mécanique, le travail est souvent assez long pour nécessiter une intervention active. « Dans ces circonstances, dit M. Bouchacourt, le débridement du col nous a donné de bons résultats ; il agit en faisant cesser une contraction douloureuse plutôt qu'en détruisant un obstacle qui paraissait invincible.

La petite opération dont nous allons parler avait reçu de Lauverjat le nom d'opération césarienne vaginale ; mais cette dénomination rappelle le souvenir d'une opération trop grave pour que nous la conservions ; nous dirons simplement débridement du col. Dans le débridement du col, il faut éviter de diviser le col dans toute sa largeur ; l'élargissement artificiel du col doit aussi se pratiquer aux dépens de tout son pourtour. Cela revient à dire

que les incisions doivent être multiples et peu profondes. Une autre règle est de faire agir l'instrument principalement dans la direction du diamètre
transversal, de peur, si la section se prolongeait
trop loin, d'aller blesser le péritoine en arrière et la
vessie en avant (Malgaigne). Le procédé le plus simple
consiste à employer un bistouri boutonné à lame myr-
tiforme ou un amygdalotome. On doit faire le débridement dans l'intervalle de deux douleurs ; on conduit
l'instrument sur la face palmaire de l'index, puis on
le retourne perpendiculairement aux bords de l'orifice, et on fait de chaque côté deux ou trois petites
incisions de 4 à 5 millimètres chacune ; on incise en
retirant l'instrument à soi, et on éprouve en ce moment la sensation que donne une résistance vaincue ;
M. Bouchacourt emploie le spéculum pour opérer avec
plus de précision ; mais, comme nous venons de le
voir, cela n'est pas nécessaire ; ce professeur dit que,
dans la plupart des cas de sa pratique, ce procédé n'a
jamais causé de douleur, et qu'il a permis à la dilatation de s'accomplir sans qu'il se soit écoulé en tout
plus de 30 grammes de sang. Il nous est venu à l'idée,
dit encore M. Bouchacourt, de nous servir, dans ces
cas de rigidité du col, de ciseaux analogues à ceux
de Smellie, c'est-à-dire tranchants en dehors de leurs
branches ; on emploierait seulement un instrument
plus petit que celui qui est employé pour la perforation du crâne fœtale ; en bontonnant les extrémités
des branches, on pourrait à la rigueur les conduire
dans une gaîne qu'on dégagerait une fois qu'on aurait
la certitude d'avoir traversé le col ; ouvrant alors les

ciseaux, on inciserait l'orifice en ménageant la tête de l'enfant et même la poche des eaux, si elle n'est pas ouverte.

M. Coghland de Vexford propose un instrument qui n'est autre chose qu'un bistouri tranchant dans une petite étendue, ayant un long manche et muni à son extrémité, qui est mousse, d'un renflement olivaire allongé; celui-ci doit pour certains cas frayer à la lame un passage dans la cavité du col.

Ces divers instruments seraient assez bons; mais celui qui, d'après moi, remplirait assez bien le but qu'on se propose serait le lithotome caché, à double lame et un peu long; il permet en effet de faire deux incisions simultanées, ce qui est préférable ; en même temps de mesurer d'avance la profondeur de ces incisions et de les limiter comme on le voudra. (L'hystérotome vaginal de M. Simpson n'est autre chose que le lithotome caché simple.)

En résumé, répétons-le, le bistouri boutonné ou l'amygdalotome, employés de la manière que nous avons indiquée, suffiront dans tous les cas; il sera bon seulement de restreindre la portion tranchante de ces instruments, en enroulant la lame d'une bandelette de diachylon jusqu'à 2 centimètres de l'extrémité; quand on aura un col un peu épais et très-dur, on se trouvera bien quelquefois d'employer, à l'exemple de M. Blot, des ciseaux coudés un peu longs (obs. 1 et 4).

Nous venons de voir les divers procédés du débridement du col; nous en avons étudié les indications principales, nous verrons qu'il a d'autant plus d'innocuité qu'il est mieux indiqué. Disons en passant que l'hystérotomie vaginale est assez fréquemment employée en Angleterre. M. Spencer Wells, de Londres (hôp. de la Samaritaine), y a eu recours avec succès, non-seulement contre la rigidité du col, mais encore pour faire cesser la stérilité dans les cas où on pouvait présumer que cette dernière tenait à une atrésie extrême de l'orifice utérin. — Nous devons toutefois dire qu'en consultant les observations de ce chirurgien et de M. Simpson, on voit que l'hystérotomie est loin d'avoir, pratiquée dehors de la grossesse et du temps du travail, autant d'innocuité que pendant le travail de l'accouchement. Souvent, en effet, dans ces cas, on a eu à voir survenir de la péritonite.

2° Traitement de la rigidité spasmodique.

Quand, dans ce cas, les grands bains et quelques calmants simples ont été employés inutilement, on pourra recourir aux moyens suivants, selon les indications relatives à chacun d'eux.

La saignée. Un moyen souvent efficace à amener le relâchement dans les points rétractés spasmodiquement est la saignée. Mauriceau et Baudelocque ont appelé l'attention sur son utilité. L'effet produit dépend moins de la quantité du sang écoulé que de la faiblesse et de la syncope qui amènent toujours un relâchement fibrillaire. Les maux de cœur eux-mêmes et les nausées, troubles sympathiques de l'estomac, ont quelquefois hâté le travail en réagissant sur l'utérus d'une manière analogue. C'est pour cette raison, disons-le en passant, que Moreau préconisait l'emploi du tartre stibié dans ces circonstances. Ajoutons que c'est une médication très-pénible pour les malades, et que d'autres moyens peuvent la remplacer avantageusement.

La saignée n'a donc pas besoin d'être abondante. L'émission sanguine pourrait même être nuisible par son abondance, sans produire de résultat. Dans la saignée pratiquée à cet effet, la veine doit être largement ouverte, la femme assise ou debout, de manière à amener une tendance aux défaillances. Les auteurs qui ont préconisé la saignée en ont usé avec une profusion dangereuse à imiter, surtout Dewees qui saignait même les femmes délicates (on the efficacy of blood letting on rigidity of the os externum). Les indications de la saignée sont en réalité rares. Le pouls peut être fréquent, mais faible, la femme affaiblie par de longues souffrances ou par l'un de ces troubles dits *sympathique de la grossesse*. La pléthore elle-même n'est souvent qu'apparente chez la femme enceinte, et ce point de doctrine que M. Cazeaux a le premier bien distingué, mérite la plus sérieuse attention (Cazeaux, page 278 et 279). Si l'on songe, de plus, à l'influence fâcheuse des déperditions sanguines sur les suites de couches et sur la constitution entière, on restreindra singulièrement l'emploi de ce moyen. On y aura cependant recours de préférence chez les femmes fortes, pléthoriques, surtout s'il s'est développé chez elles un mouvement fébrile. Si nous avons parlé tout d'abord de la saignée, ce n'est pas à cause de son importance, c'est au contraire parce qu'elle doit être employée avec circonspection.

Rappelons ici que les douches tièdes ont eu quelquefois un bon effet dans le spasme du col (Scanzoni) ; mais elles agissent avec une efficacité beaucoup plus constante dans les cas de rigidité mécanique. La meilleure médication de la rigidité spasmodique est celle qui s'adresse à l'élément principal de cette rigidité. Je veux parler de l'emploi des narcotiques et des antispasmodiques. Nous en considérerons successivement l'usage interne et externe.

Des opiacés. — Les opiacés, pour avoir une efficacité réelle, doivent être donnés à hautes doses. Sans être à doses toxiques, ils doivent produire ce degré de narcotisme qui jette toutes les forces musculaires dans un état de détente générale. Ordinairement 15 à 20 centigrammes d'opium suffisent pour produire l'effet indiqué. La meilleure manière de le donner est de faire un mélange d'extrait et de sirop d'opium dans une eau distillée. Si l'estomac paraissait ne pas devoir supporter cette ingestion, on donnerait un lavement avec 60 à 80 gouttes de laudanum ordinaire dans peu d'eau. Pour qu'il soit mieux gardé, on fera donner préalablement un lavement simple. On pourra pratiquer simultanément des lotions laudanisées sur le ventre.

On a aussi employé localement les narcotiques, par exemple, sous la forme d'injections faites avec les décoctions de morelle, de jusquiane, de belladone, de pavots, etc. ; ces injections n'ont pas, en réalité, beaucoup d'efficacité. De plus, comme on ignore toujours la quantité de principes actifs qui est absorbée, elles exposent à l'intoxication dans les cas où les injections seraient concentrées et continuées longtemps ; j'ai vu, entre autres cas, des symptômes de l'empoisonnement par les solanées (c'est-à-dire les hallucinations, des vomissements, la mydriase, etc.) se développer à la suite de ces injections. C'était chez une femme atteinte de cancer utérin.

L'emploi de l'extrait de belladone, porté sur le col, est préférable aux injections. Il convient dans un grand nombre des cas où la dilatation est longue et pénible ; ses effets ne sont pas relatés avec assez de précision et dans des observations assez nombreuses pour établir la fréquence de ses succès et les conditions particulières dans lesquelles il réussirait le mieux. Néanmoins la plupart des praticiens ont remarqué que la dilatation du col devenait plus facile lorsqu'on l'employait. Chaussier, qui a surtout insisté sur l'emploi de ce dernier médicament, se servait d'une pommade préparée avec l'axonge et l'extrait ou le suc de belladone. Mais cette pommade est trop molle et difficile à employer d'une manière sûre. M. P. Dubois aime mieux, avec raison, se servir de l'extrait sec. On porte dans l'orifice du col une boulette de cet extrait fixée sur l'ongle de l'indicateur. Au bout d'un moment l'extrait est assez ramolli par les mucosités et la chaleur pour permettre d'en frictionner les faces interne et externe du col. Si l'extrait de belladone a été souvent regardé comme étant sans efficacité, c'est qu'on a confondu la rétraction spasmodique avec la simple rigidité, cas dans lequel nous avons vu que les opiacés restaient sans action.

Quelques praticiens se sont élevés contre l'emploi des narcotiques pendant le travail parce qu'ils supposent, à tort, qu'ils peuvent déterminer une nertie prolongée et des hémorrhagies utérines. Cette erreur vient peut-être de la confusion dont nous venons de parler ; elle peut venir aussi de ce que la régularisation dans la marche du travail est presque toujours précédée d'une suspension des contractions. Cette suspension, quelquefois assez longue, l'est d'autant plus que le travail était moins avancé, et cela sans inconvénient. Généralement, quand on obtient la diminution des souffrances et de l'agitation, on ne tarde pas à voir survenir des douleurs franches et efficaces. Mais il y a une mesure en toutes choses, et il ne faut abuser de rien. Nous ne pouvons moins faire que de taxer d'exagération dangereuse la pratique anglaise qui multiplie trop les indications de la médication narcotique pendant le travail, et ne craint pas d'employer des doses considérables, telles que 60, 70 centigrammes d'opium. pratique conseillée par M. Bond, de Baltimore.

Antispasmodiques et anesthésiques. — Les antispasmodiques proprement dits, donnés à l'intérieur, n'ont pas un effet sédatif assez prononcé pour être employés. On pourra néanmoins essayer le valérianate d'ammoniaque, qui a, d'après certains auteurs, une action élective sur les douleurs utérines. Mais cette action ne devant être ni sûre ni suffisante, il faudra ne pas trop compter sur ce médicament et se borner à lui donner le rôle d'adjuvant dans une potion opiacée.

L'emploi modéré de l'éther et du chloroforme en inhalations a toujours produit un bon résultat : on peut dire que les inhalations anesthésiques agissent plus sûrement que les moyens précédents, et cela sans danger. Elles modifient puissamment la surexcitation utérine à laquelle le spasme du col est souvent lié. De même que l'opium, et plus rapidement que lui, elles suspendent momentanément. les contractions pour leur rendre, quelques instants après, leur régularité et leur efficacité normales.

Jusqu'à quelle période des effets de l'éther faudra-t-il pousser l'inhalation ? On devra faire respirer l'éther doucement et progressivement, en recherchant de temps en temps l'état du col. On observe alors que le col, le plus souvent, ne se détendra et ne se relâchera ni dans les premiers instants, ni pendant la période d'excitation ; ce sera plutôt dans ce moment de détente générale et de résolution des membres qui précède immédiatement l'anesthésie complète. C'est donc aussi le plus souvent à ce moment qu'on aura à suspendre les inhalations. Au lieu d'éther on pourra aussi employer le chloroforme.

D'après M. Stolz, il ne faudrait pas trop compter sur les agents anesthésiques dans ces circonstances : Pour que l'influence des inhalations, dit-il, se fasse sentir sur les muscles de la vie organique, il faut les pousser trop loin pour qu'elles soient toujours innocentes. Mais M. Denham émet au contraire une opinion qui se rapproche davantage de la nôtre, et qu'il étaye de 10 cas favorables à la médication anesthésique. (Nos observations 16 et 22 viennent aussi à cet appui.)

Débridement du col appliqué à la rigidité spasmodique rebelle. Il doit être préféré à la dilatation manuelle.
— Les moyens précédemment décrits peuvent échouer ; c'est rare, et je dois ajouter que dans la plupart des cas rebelles l'élément spasmodique né concourt pas seul à la production de la rigidité ; de plus, ces moyens qui, en général, amènent une dépression momentanée des forces, peuvent être contre-indiqués dans le cas de faiblesse extrême de la malade. Enfin ils peuvent ne pas être suffisamment expéditifs dans certains cas. Faudra-t-il alors, comme dans le cas de rigidité mécanique, aider la dilatation avec la main ? Nous pensons qu'on ne doit pas accorder beaucoup de confiance à la dilatation artificielle, même progressive (1), dans ces circonstances : « Et surtout en cet acte icy, dit un des plus anciens auteurs, le devoir de la sage-femme sera tel de ne rien précipiter ni haster, se donnant garde d'élargir par la main le passage de l'enfant. » (Guillemeau, 1615.) Nous trouvons dans la thèse de Gonthier (1809) le passage suivant : « Dans ces circonstances, les parties continuellement agacées par l'impression du doigt, finissent par s'irriter, devenir douloureuses et s'enflammer ; aussi le célèbre Lamothe défend-il de porter le

---

(1) Il est bien entendu que nous ne parlons pas do la dilation forcée ; celle-ci a entraîné la mort plusieurs fois (voir *Obs. de Ashwel Guys-Hospital reports,* 1839). Elle ne doit être employée que dans les cas d'urgence extrême ; elle a été pratiquée trois fois par Duparque pour extraire des enfants de femmes qui étaient à l'agonie : dans un des cas, l'enfant survécut neuf jours. Et encore, dans ces circonstances, l'opération césarienne devrait peut-être être préférée.

doigt sur le col. » — « Lorsqu'on a dilaté l'orifice, dit M. Scanzoni, celui-ci ne conserve jamais son degré de dilatation; il revient sur lui-même; cette pratique a en outre l'inconvénient d'être douloureuse et d'exposer à de fâcheuses déchirures. — M. Jacquemier dit aussi que, dans les cas de rétraction spasmodique, les tentatives de dilatation de l'orifice utérin sont nuisibles et doivent être proscrites. — M. Cazeaux ne parle de la dilatation artificielle qu'à propos de la rigidité simple; mais elle est mise de côté dans le traitement du spasme du col. « Dans la rigidité du col, dit-il ailleurs, qui accompagne quelquefois les convulsions éclamptiques, l'agacement et l'irritation qui résulteraient de l'introduction de la main pourraient prolonger les convulsions; et dans les circonstances qui nécessitent la prompte terminaison de l'accouchement, les incisions multiples du col doivent être préférées. » Probablement les cas de succès qu'on a rapportés comme produits par la dilatation manuelle ont trait à des cas de rigidité mécanique. — Rawson, tout en recommandant la dilatation du col pour un certain nombre de cas, est le premier qui commença à faire pressentir qu'il y avait certaines formes de rigidité qui non-seulement résistaient à ce moyen, mais étaient entretenues par lui.

Combien de fois, du reste, un toucher un peu long et attentif n'a-t-il pas excité des contractions douloureuses! On a même proposé la titillation du col comme moyen de réveiller les contractions utérines engourdies ou affaiblies. — La dilatation artificielle aurait, d'après cela, l'inconvénient d'entretenir un certain degré d'irritabilité du côté du col et de le prédisposer à se rétracter encore davantage. Elle ne remplirait donc pas le but qu'on se propose ici.

M. Scanzoni a sans doute exagéré les inconvénients de cette méthode ; il n'y a qu'une dilatation mal indiquée ou trop brusque qui pourrait amener des accidents immédiats, ou laisser les germes d'une affection inflammatoire pour l'avenir. Il n'en est pas moins vrai que M. Burns étend beaucoup trop loin les indications de la dilatation progressive, qui, sans avoir ces inconvénients, entretient l'irritabilité d'un col utérin naturellement sensible, et n'est point propre pour cela à faire cesser le spasme de ce dernier, par suite à amener la terminaison du travail. Enfin, nous avons vu que la dilatation était une méthode à employer avec réserve, même lorsqu'elle est bien indiquée. D'ailleurs, à supposer qu'elle puisse avoir toute innocuité dans la rétraction spasmodique, on comprend que lorsqu'on se renferme dans les limites de la prudence, on n'obtient de cette manière qu'une dilatation trop lente. — Nous supposons qu'on a déjà employé divers moyens restés infructueux, et il y a invariablement une période de temps au delà de laquelle le travail ne peut être prolongé sans un épuisement qui peut être suivi d'effets pernicieux de convulsions générales, etc. Si donc la santé de la femme était menacée par la prolongation de la période de dilatation, on sera amené à employer une méthode plus décisive, le débridement. N'avons-nous pas vu ailleurs que le débridement pouvait avoir ses indications, lors même que le col était sain et qu'il n'y avait pas atrésie de son orifice. Ici une indication analogue se présente : dans un grand nombre de cas dont nous citons plusieurs, les incisions multiples ont fait cesser les contractions spasmodiques et douloureuses, facilité la dilatation, l'engagement de la tête, et régularisé les douleurs.

Un certain nombre de praticiens ont, à l'égard du débridement du col, des craintes mal fondées. Si quelques-uns ont eu déjà des insuccès dans l'essai de cette méthode, cela tient sans doute à quelques imperfections de détail, ou bien à ce que l'indication n'en était pas formelle. Ces cas ne sont pas du reste très-nombreux, et je dirai, par respect pour la vérité tout entière, que cette remarque fait allusion à quatre faits malheureux, deux appartenant à la pratique de M. Valette (de Lyon), deux à celle de M. Simpson. J'ignore les détails des deux premiers; mais la lecture des deux derniers m'a laissé à penser que la mort avait tenu, au moins pour l'un de ces faits, à des circonstances étrangères à l'opération, De quel poids peuvent peser dans la balance ces résultats fâcheux isolés, en présence du grand nombre de faits favorables au débridement du col?

On a invoqué contre le débridement plusieurs arguments, d'abord l'agrandissement par déchirure de l'incision faite. — Dans les cas où l'on ne ferait qu'une incision et où l'on intéresserait le col dans dans une trop grande étendue, je ne nie pas la possibilité du fait. On comprend qu'alors la résistance cessant brusquement. et ne cédant qu'en un point limité, ce sera sur ce point que viendront se concentrer tous les efforts de dilatation, puis d'expulsion ; de là une déchirure plus ou moins étendue pouvant remonter jusqu'au segment inférieur ; mais nous avons dit qu'on devait faire un débridement multiple, qui doit répartir également sur tout le pourtour du col la diminution de résistance apportée par chacune des incisions ; pour que cette répartition se fasse plus immédiatement, nous avons conseillé les incisions simultanées au moyen d'un instrument à double lame. Enfin, nous avons dit que les incisions devaient être peu profondes, n'avoir que 4 à 6 millimètres d'étendue, et être faites dans l'intervalle de deux douleurs. Dans tous les cas où, à notre connaissance, ces règles ont été observées, on n'a pas eu à déplorer l'accident dont il est question. On a encore, contre le débridement, invoqué l'hémorrhagie. M. Bouchacourt, qui a fait plusieurs débridements du col, n'a jamais vu qu'une quantité minime de sang s'écouler, une once à une once et demie tout au plus. Nous n'avons pas même besoin de proposer l'emploi qu'on a conseillé, pour ces circonstances, d'un petit tampon imbibé d'un liquide hémostatique. Pratiqué de la manière indiquée, le débridement ne peut occasionner d'hémorrhagie sérieuse. — Remarquons que, dans les cas de spasme ou de rigidité simple, le col est mince, tendu, qu'il est vide de sang, qu'il est quelquefois converti en une toile comme fibreuse. Les scarifications sur son rebord ne peuvent pas amener d'hémorrhagie. Dans les cas de rigidité mécanique, accompagnée d'une épaisseur plus ou moins grande de tissu, le col est très-peu vasculaire ; il est toujours plus ou moins modifié ; son tissu s'est incrusté de portions fibreuses, lardacées, qui sont presque dépourvues de vaisseaux. Invoquera-t-on la douleur? Nous verrons que, lorsqu'elle se fait sentir, elle est minime, inappréciable, et qu'elle est le plus souvent nulle, même dans les cas où le col est le plus sensible, c'est-à-dire dans les cas de spasme.

Enfin, dira-t-on, que deviendront après l'accouchement les plaies que vous aurez produites? Au lieu de se cicatriser elles resteront béantes sous l'influence du contact des lochies, du sang altéré uni aux mucosités utérines qui s'écouleront constamment pendant plusieurs jours, elles constitueront une porte d'entrée à l'infection purulente, elles deviendront le siége d'une absorption de liquides et de miasmes qui entraînera une fièvre grave. S'il devait en être ainsi, quelle énorme proportion de complications dans les suites de couches n'aurait-on pas à déplorer. Qui ne sait, en effet, que dans une indéfinie quantité de cas, le col se déchire sous l'influence d'un travail normal? Nous avons eu plusieurs fois l'occasion d'observer dans nos autopsies à l'Hôtel-Dieu les traces, soit récentes, soit anciennes, de ces déchirures. Ce sont elles qui contribuent à former ces inégalités et ces sillons qu'on observe souvent sur le col des multipares. Quelle différence ferez-vous de ces déchirures spontanées qui sont sans gravité avec les incisions légères dont nous parlons? D'ailleurs nous venons de voir que ces incisions étaient très-peu profondes, que la plaie produite était très-peu de chose, que dans tous les cas elles n'intéressaient qu'un tissu non vasculaire et ne laissaient, par conséquent, après elles qu'une quantité inappréciable de capillaires béants. De plus les bords de ces incisions ont une grande tendance à se rejoindre après la délivrance, de manière à mettre la petite plaie à l'abri des influences extérieures, nulles du reste. Cette tendance à la réunion est même plus grande pour ces plaies par incision que pour les plaies par déchirure, ce qui devrait constituer pour les déchirures spontanées une gravité relative plus marquée ; or, il n'en est rien.

Le débridement du col est une question qui remonte assez haut dans les annales de la science; Ambroise Paré en parle dans ses ouvrages; on trouve l'hystérotomie vaginale décrite dans les commentaires de Van Swieten ; Dubosq, en 1781, la recommande à l'Académie de chirurgie; Coutouly, dans son *Journal général de Médecine,* recommande le débridement du col et rapporte plusieurs observations à l'appui de ce débridement et propose à cette occasion un utérotome particulier (t. XXXII, p. 161); Flamand invente aussi un instrument qu'il nomme hystérotome vaginal. Rappelons aussi les observations favorables à l'hystérotomie publiées par Lauverjat, par Marlins de Lyon, etc. Enfin le débridement du col trouve un appui naturel dans beaucoup de noms honorables et importants d'une époque plus récente ; parmi ces noms, citons : M. Bouchacourt, professeur d'accouchements à l'École de Lyon, qui a bien voulu me confier quelques observations relatives à ce sujet. — Voici également comment s'exprime M. P. Dubois dans une de ses cliniques : C'est contre la rigidité simple que les incisions multiples sur le pourtour de l'orifice sont principalement réservées et doivent être pratiquées,

quand on a vainement fait appel aux bains prolongés,
employés dès le début du travail ; mais elles peuvent
aussi donner des bons résultats dans le cas de spasme
rebelle du col ; ces incisions font cesser le spasme du col
utérin, comme elles font cesser celui du sphincter de
l'anus, alors même que la section ne comprend qu'une
partie de l'épaisseur de ce muscle. — M. Hubert, professeur d'accouchements à l'Université de Louvain, a
plusieurs fois pratiqué le débridement du col avec
succès, même pour combattre le spasme de ce dernier.
Voici l'opinion qu'il émet dans une de ses leçons :
Bien que la nature se suffise à elle-même dans la plupart des cas où le col apporte un obstacle au travail,
il arrive quelquefois que des accidents graves peuvent
être la conséquence de l'inactivité de l'accoucheur. Il
serait d'autant moins excusable de rester spectateur
passif, que l'expérience a démontré l'innocuité des incisions pratiquées sur le col ; ce résultat, inattendu
peut-être, doit engager les praticiens à étendre l'application de ce moyen à certains autres états de l'orifice
qui ne consistent pas dans une altération organique,
mais dans une sorte de spasme invincible qui résiste à
une attente prolongée et à l'emploi des moyens directs
ou indirects qui finissent d'ordinaire par amener la
dilatation. Ce résultat engage également à y recourir
dans certains cas d'une gravité extrême où la lenteur
de la dilatation, qui n'eût point été ailleurs compro-
mettante, prolonge la durée d'accidents mortels pour
le fœtus ou pour la mère, sinon pour tous les deux à
la fois. — Enfin, M le professeur Depaul a bien voulu
m'exprimer sur ce sujet son opinion, qui est analogue

7

à ce que nous venons d'avancer. Et cette opinion, basée sur une expérience aussi étendue qu'éclairée, peut être considérée comme la sanction de l'opération dont il s'agit.

Nous pourrions donner d'autres citations en faveur du débridement du col. D'ailleurs, en somme toute, avant d'arriver à ce moyen nous avons recommandé longuement de prolonger autant que possible l'expectation et de reculer autant qu'on le pourra le moment d'intervenir d'une manière aussi active. Ce ne sera qu'après avoir inutilement épuisé les diverses autres ressources indiquées, et dans les cas d'indication formelle, qu'on devra recourir au débridement. Nous considérons donc cette méthode comme une ressource extrême qui a son indication principale dans la rigidité mécanique, et qui ne trouvera dans la rigidité spasmodique que des indications assez rares.

Résumé du traitement de la rigidité du col qui enraye le travail.

Nous pensons avoir assez nettement posé les éléments du diagnostic entre les deux natures de rigidité pour résumer ainsi les indications spéciales à chacune d'elles:

1º Pour la rigidité spasmodique on devra attendre et attendre encore en donnant un ou deux grands bains à la femme en travail; le spasme cessera ordinairement au bout de six ou huit heures et quelquefois avant; si la poche des eaux est résistante, et les eaux abondantes, on doit au bout d'un certain temps les faire écouler partiellement (Chailly). Si le spasme persiste et qu'il paraisse lié à la pléthore, on fera une saignée; sinon on essaiera l'application de l'extrait de belladone, les inhalations de chloroforme ou d'éther, ou les opiacés. Quand la femme ne paraît pas devoir supporter l'expectation, que la rigidité persiste encore, et il est rare d'en arriver là, alors on fait le débridement du col et l'extraction par le forceps. Nous avons suffisamment fait comprendre les raisons qui nous portaient à rejeter dans ces cas la dilatation manuelle; cette intervention décisive du chirurgien ne doit, comme nous l'avons dit, être ni trop précipitée, ni trop tardive, celui-ci doit tenir compte du temps écoulé depuis le commencement du travail, de la force des contractions, de la réaction plus ou moins vive qu'elles provoquent de la part de l'organisme, enfin de l'influence qu'elles exercent sur la circulation fœtale.

2° Dans la rigidité mécanique, on aura beaucoup moins à attendre de l'expectation; on pourra alors, indépendamment des bains, essayer les douches et la dilatation artificielle; si le col est très-dur ou qu'on ait échoué par les autres moyens, ce qui ne sera pas rare, on opérera le débridement du col, et quand après ce débridement la dilatation est devenue suffisante, on pratiquera l'extraction artificielle.

II. — DE LA RIGIDITÉ DU COL AU POINT DE VUE DE LA VERSION ET DU FORCEPS.

1° La *rigidité* du col demandera beaucoup de ménagements pour l'application du forceps; en effet, dans le cas où l'orifice externe retient la tête en em-

brassant sa circonférence, l'instrument peut bien à la
rigueur être appliqué, mais il expose à des déchirures
pouvant s'étendre au delà de ses bords. L'extrémité
des cuillers ne pouvant passer que difficilement au-
dessus de l'orifice ainsi resserré, on est exposé à pincer les bords de la matrice, à décoller le vagin de
l'utérus. Si la portion supérieure du col était seule
rétractée, le forceps serait plus applicable; mais nous
avons vu que, si les tractions réussissent à compléter
le dégagement de la tête, la portion rétractée peut se
resserrer sur le cou du fœtus et arrêter les épaules.
Des tractions imprudentes pourraient alors être dan-
gereuses.

Les indications du forceps sont variées; ajoutons y
celle-ci : Lorsque dans une présentation du vertex le
travail est plus ou moins considérablement ralenti par
une modification vitale ou mécanique du col, dès que
celui-ci présentera une dilatation suffisante, on fera
bien d'appliquer le forceps pour hâter l'issue de ce
travail (voir obs. 18). Si la dilatation est par trop
lente, on devra avant l'introduction de l'instrument
insister préalablement sur les moyens propres à rela-
cher le col, et même, faire en dernier ressort quelques
mouchetures sur celui-ci. L'introduction des branches
de l'instrument demandera dans tous les cas beaucoup de ménagements.

2° La rigidité du col devra restreindre les indications de la version; nous avons vu, en effet, que
dans ces circonstances les eaux se sont généralement
écoulées depuis un certain temps; nous avons vu aussi

qué, dans ces cas, lorsque le fœtus vient par l'extrémité pelvienne, la tête peut, après le dégagement du tronc, être retenue par le col rétracté, et nous savons quel danger cet accident fait courir à l'enfant. La version est cependant indiquée dans deux catégories de circonstances : 1° dans les cas de présentation de l'épaule, dans les cas de présentations fâcheuses de la tête, où le travail restant incomplet et la tête restant au-dessus du détroit supérieur, le forceps ne peut être appliqué à ce niveau ; 2° enfin dans ces cas d'accidents qui mettent la vie de la femme assez en péril pour rendre urgente la prompte terminaison du travail.

Lorsque dans le premier cas le col est rigide, on mettra en usage les premiers moyens employés pour faciliter la dilatation : les bains, les fumigations ou les onctions à la belladone, les potions opiacées, quelques inhalations éthérées ; si ces médicaments ont été employés sans succès, il faut agir comme dans le cas suivant ; dans ce second cas, la nécessité de terminer promptement l'accouchement amène à pratiquer l'introduction forcée de la main ou le débridement du col. Nous avons vu que, toutes choses égales d'ailleurs, les incisions multiples sont bien préférables ; celles-ci, en effet, en agrandissant le col, facilitent l'introduction de la main et des instruments, et comme pour se frayer un passage on n'aura plus besoin d'agir avec autant de force, on aura moins de danger à courir. Faisons toutefois remarquer avec M. Cazeaux que cette introduction forcée de la main n'a pas, dans les cas d'hémorrhagie, les inconvénients qu'elle offre dans les cas d'éclampsie ; cette introduction peut effectivement dans le premier cas, réveiller dans le fond de l'utérus des contractions favorables à l'arrêt de la perte.

Lorsque dans le cas d'une version à faire la contraction spasmodique siége au niveau du segment inférieur de l'utérus, on aura d'abord recours au premier ordre de moyens que nous venons d'indiquer ; s'ils échouent, on insistera sur la saignée et le chloroforme. Si le cas est tellement urgent qu'on ne puisse attendre, on pratique l'introduction de la main.

III. — DU TRAITEMENT APPLIQUÉ A LA RÉTRACTION SPASMODIQUE SECONDAIRE

Soit que le dégagement de la tête ait pu se produire naturellement, soit qu'elle ait franchi le col sous l'influence de tractions préalables, nous avons vu que le col utérin peut se rétracter sur le cou fœtal. Bonet et Capuron étudient surtout à ce point de vue la rigidité du col.

On peut soupçonner cette cause de ralentissement dans la marche de la tête lorsque, malgré l'énergie des contractions et en l'absence de toute autre cause de dystocie, on ne la voit faire aucun progrès. Nous avons vu que pendant la contraction et sous l'influence des muscles abdominaux, la tête se rapprochait de l'orifice vulvaire, mais aussitôt après elle reprend sa place; qu'enfin l'introduction de la main fait constater que la tête est libre dans le petit bassin, mais que l'un des orifices de l'utérus est resserré au-dessus d'elle. Une erreur pourrait avoir dans ce cas des suites fâcheuses. Si on avait recours au forceps, la portion dilatée du col ne mettrait pas d'obstacle à son application, mais les tractions seraient douloureuses et très-dangereuses pour la mère et l'enfant. Pour la mère on aurait à craindre des ruptures et de graves décollements; pour l'enfant, une distension funeste du cou; car, dit très-bien M. Jacquemier, l'obstacle est non devant, mais derrière la tête; le cou aurait à supporter tout l'effort qui serait presque inévitablement fatal au fœtus, alors même qu'on serait resté dans les limites de la prudence.

Le resserrement du col est ou naturel, ou spasmodique; dans le premier cas l'accouchement peut être retardé, mais non empêché; dans le second, il sera de la plus haute importance d'obtenir préalablement le relâchement de la partie rétractée avant d'achever le dégagement par des tractions. Les moyens locaux sont ici d'un emploi impossible; dans le cas de la rétraction du col lui-même, la tête est complétement dans le vagin; on ne peut donc y insinuer la main, à moins que la tête ne soit très-petite ou écrasée par le forceps, comme cela est arrivé dans un cas que Baudelocque rapporte; quand la rétraction siége à l'orifice interne, la tête est elle-même plus élevée, et se trouve encore enveloppée d'une portion du col. On pourra alors plus facilement arriver jusqu'à l'anneau de rétraction, mais on se trouvera trop gêné pour agir sur lui par dilatation ou autrement; d'ailleurs, lors même qu'on parviendrait à arriver sur la partie rétractée, il faut songer qu'elle siége le plus souvent dans la partie la plus supérieure du col, et que le débridement n'aurait plus la même innocuité que dans les cas, de rigidité de l'orifice externe. Il faudra donc abandonner toute idée d'intervention locale ; c'est alors qu'on emploiera les inhalations anesthésiques ; c'est alors, si la femme est suffisamment forte, qu'on devra avoir recours à la saignée du bras poussée jusqu'à la syncope, moyen tant vanté et employé avec succès par Dewees. Nous avons vu que, pour n'être pas obligé de tirer une trop grande quantité de sang, on devra si cela est possible faire tenir la femme debout. Dès que la défaillance survient, la malade devra être transportée sur son lit, et alors le relâchement de l'orifice rétracté est, au dire de l'accoucheur américain, assez prononcé pour permettre de pratiquer facilement soit la version, soit l'extraction de la tête avec le forceps. Quel que soit le résultat obtenu, le forceps sera préférable à la main ; seulement les tractions devront être très-ménagées pour les raisons que nous avons données ; il faut de plus éviter de froisser le col utérin avec les cuillers de l'instrument.

Cas de la présentation pelvienne. — Dans la présentation de l'extrémité pelvienne, la possibilité de faire descendre les pieds et de faire avancer le tronc quand ils sont engagés peut, si on s'y laissait aller, amener les résultats les plus fâcheux ; car, tant que la partie rétractée du col ne porte pas sur la portion sus-ombilicale du tronc, la vie du fœtus n'est pas immédiatement menacée, tandis qu'il n'en est plus de même lorsque la partie de l'utérus rétractée retient les épaules ou la tête ; si pareille circonstance se présentait, soit après une version, soit dans un cas de présentation pelvienne, que le dégagement soit artificiel ou non, que devrait-on faire ?

Si l'orifice externe rétracté est seul cause de la difficulté, on aura recours aux incisions multiples pratiquées sur le pourtour du col ; mais si c'est l'orifice interne, il est évident qu'il faudrait employer l'anesthésie, ou mieux suivre le conseil de Dewees. Il faut d'ailleurs se décider promptement ; car, dit M. Cazeaux, bien que la strangulation du fœtus par compression directe soit difficile à admettre, il n'en est pas moins vrai que le cordon ombilical, presque toujours comprimé dans ces fâcheuses circonstances, expose le fœtus à une mort assez prompte. Si le corps fœtal se refroidissait, qu'il eût une teinte violacée, qu'on ne puisse percevoir aucune pulsation du cœur ou des artères, que la portion apparente du cordon n'ait aussi ni battements ni chaleur, on n'aura plus besoin de recourir à des méthodes aussi promptes. Car alors l'enfant aura cessé de vivre ; on emploiera dans ce cas les opiacés et les inhalations anesthésiques, et si la rétraction siége sur l'orifice externe, on essaiera l'usage externe de la belladone.

DE LA RIGIDITÉ DU COL

AU POINT DE VUE DE LA DÉLIVRANCE.

« Après la naissance de l'enfant, dit Burns, on devra introduire la main dans l'utérus, quand l'orifice de celui-ci a opposé quelque obstacle au travail ou à l'accouchement, et on doit faire cela, ajoute-t-il, non pour extraire promptement le placenta, mais pour se mettre aisément en contact avec la cavité utérine et provoquer l'action régulière de la matrice; car le spasme peut revenir et amener la rétention du placenta. » Je crois que cette introduction de la main dans l'utérus est inutile, sinon dangereuse dans certains cas; d'ailleurs on a beaucoup exagéré la fréquence de la rétention du placenta.

Dans tous les cas, celle-ci est presque toujours due au resserrement du segment inférieur de l'utérus. En considérant en effet l'état de mollesse dans lequel se trouve la partie inférieure du col après l'accouchement, on aurait de la peine à comprendre le spasme de l'orifice externe. Tout en étant très-mou, le col n'en a pas moins recouvré 7 ou 8 centimètres de hauteur, c'est à ce niveau qu'on trouve l'orifice interne fermé ; c'est là que le délivre peut être étranglé et retenu en tout ou en partie dans la cavité de la matrice. On reconnaît cette circonstance à la dureté et au volume que conserve encore l'utérus après l'accouchement (son fond peut remonter jusqu'à un travers de doigt de l'ombilic), aux tractions infructueuses exercées sur le cordon, à la persistance des douleurs, enfin à l'oblitération qu'on trouve au sommet de l'entonnoir formé par le col, ou bien à l'issue dans le vagin d'une portion du délivre, au-dessus de laquelle on peut, avec un peu d'attention, trouver l'orifice resserré. Quant à l'enchatonnement proprement dit du placenta, nom sous lequel M. Guillemot désignerait le résultat de la contraction d'une portion du corps utérin lui-même, c'est un fait qui n'est pas parfaitement démontré. M. Depaul, dans sa longue pratique, et un certain nombre d'accoucheurs que j'ai interrogés, ne l'ont jamais observé. Peut-être doit-on le rapporter au même ordre de faits dont j'ai parlé, dans lesquels seulement l'orifice interne se trouverait un peu plus élevé qu'à l'ordinaire.

Cet accident ne donne lieu à aucune indication particulière, si ce n'est la proscription du seigle ergoté et beaucoup de ménagements dans les tractions du cordon. Si la rétention du placenta ne s'accompagne pas d'accidents, on attend, et presque toujours, au bout de deux ou trois heures, le spasme cesse et le placenta est expulsé.

Si cet état persistait après quatre ou cinq heures, il faudrait avoir recours aux opiacés ou à l'application de la belladone. Si on ne réussissait pas et qu'une portion du placenta fasse saillie à travers le col, on chercherait à réduire par la compression le volume de la partie étranglée et à extraire le tout. Dans tous les cas, on pourra toujours avoir recours soit à la saignée, soit à la dilatation artificielle. Remarquant que cette dilatation reste le plus souvent infructueuse, M. Dubroca, de Bordeaux, propose une méthode, qu'il appelle méthode par érosion ; elle consiste à introduire un doigt dans l'orifice, et, à l'aide de ce doigt, à déchirer, à diviser le placenta qui est ainsi expulsé par fragment.

Dans les cas auxquels nous faisons allusion, le placenta est presque toujours décollé. Il peut néanmoins se trouver des cas, rares il est vrai, dans lesquels le placenta étant inséré plus bas que normalement, a conservé des adhérences plus ou moins complètes. Si on a pu, à travers l'orifice contracté, reconnaître cette circonstance, ou si l'ensemble des symptômes la font supposer, on insistera davantage sur l'expectation, et si on doit en venir à opérer le décollement artificiel, on sait les ménagements qu'il réclame.

OBSERVATIONS.

Nous trouvons d'abord un grand nombre de faits dans lesquels l'accouchement finit par se terminer heureusement, soit après une simple expectation (et le nombre est très-grand), soit après l'application exclusive du grand bain ou de la belladone. Ces cas appartiennent, pour la plupart, à la rigidité spasmodique, parce que celle-ci est la plus fréquente et qu'elle cesse le plus souvent spontanément. Nous nous bornons à signaler en groupe ces cas, qui sont très-nombreux et se ressemblent du reste tous. Nous insisterons surtout sur les cas qui ont nécessité l'hystérotomie, pour montrer l'innocuité de cette dernière. Des récits détaillés nous entraîneraient trop loin ; aussi nous ne donnerons que le sommaire de chaque observation et, pour un certain nombre d'elles, nous

nous bornerons à énoncer le titre de l'observation, en renvoyant, pour plus de détails, à la source où elle est relatée ; nous ne prendrons que des faits récents ; et nous commencerons par donner ceux qui ont trait à la rigidité mécanique du col. — Les observations tirées de la Maternité à Lyon m'ont été fournies par M. Bouchacourt que je remercie infiniment d'avoir bien voulu me les confier.

I. — Obs. de rigidité mécanique.

Nº 1. — Nous trouvons dans la thèse de M. Bunting, de Philadelphie (1861), le cas d'un accouchement prématuré (à 8 mois) qu'on fit à la Clinique, pour un rétrécissement du bassin à 8 centimètres et demi. Le col, qui était dur, ayant résisté à l'application prolongée des douches , M. Blot en fit le débridement au moyen de longs ciseaux coudés. — L'opération fut couronnée de succès.

Nº 2. — M. le Dʳ Laborie rapporte, dans un article sur le débridement, inséré dans la *Gazette de Paris*, 1846, trois observations d'hystérotomie suivies de succès. Dans ces trois cas, le col était dur, les douleurs assez vives ; le travail fut très-long.

Nº 3. — Nous trouvons dans la thèse de M. Tissier (1860) l'observation suivante : E..... (Honorine) entre à la Clinique, le 30 juin 1859. Les eaux s'écoulent le même jour. Malgré l'emploi du grand bain, la dilatation n'était le surlendemain qu'à 5 francs. Après de vaines tentatives pour appliquer le forceps, M. Depaul fait deux incisions de 5 à 6 millimètres sur un col dont le pourtour est dur, épais, résistant, comme cartilagineux. — Succès.

Nº 4. — (Même thèse.) Une femme est envoyée à la Clinique par un accoucheur le 21 septembre 1859. Elle est en travail depuis deux jours ; le col reste à 2 francs ; il est passé à l'état fibreux. M. Pajot fit sur lui une triple incision avec des ciseaux, après avoir essayé vainement de la faire avec le bistouri. Comme l'accouchement ne se faisait pas, on tenta, mais inutilement l'application de la belladone et les inhalations de chloroforme. Il fallut revenir une deuxième et une troisième fois aux incisions du col ; celui-ci criait chaque fois sous le scalpel comme une tumeur fibroplastique. — Succès.

Nº 5. — (Même thèse.) — Entre à l'hospice, le 21 décembre 1858, une femme ayant eu un accouchement laborieux, terminé par le forceps 15 ans auparavant. Au fond du vagin on trouva une tumeur énorme, formée par l'utérus gravide. Il y avait à la surface de celle-ci des brides cicatricielles séparées par des bourrelets mous et comme boursouflés, et en arrière l'orifice du col limité postérieurement par un rebord épais, en avant par un bord dur et mince vers lequel convergent deux cicatrices linéaires. Les douleurs avaient commencé depuis six heures ; l'orifice admettait à peine la pulpe de l'index ; trois incisions faites par M. Dubois permirent une dilatation qui arriva rapidement à 5 francs. État général bon pendant les premiers jours qui suivirent l'accouchement ; mais, six jours après celui-ci, la fièvre puerpérale qui régnait dans les salles gagna la malade, et celle-ci mourut. On trouva du pus dans les plèvres et le péritoine.

N° 6. — Cas inséré dans la *Gazette médicale* de 1832, par le Dr Bonnelas, cas dans lequel le col était transformé en une espèce d'anneau dur, épais, résistant, comme cartilagineux, ayant la forme et presque l'épaisseur d'un pessaire, et dont l'ouverture centrale, de 2 pouces de diamètre environ, avait permis le passage des pieds jusqu'aux malléoles. Il fallut une quadruple incision pour faciliter la dilatation et le complet dégagement par le siége.

N° 7. — Observation relatée par M. Cadéac (thèse de 1859). Observation tirée du service de la Clinique et dans laquelle il est question d'un noyau fibreux occupant une des parois du col; le col étant passé lui-même à l'état fibreux; l'hystérotomie fut indispensable pour terminer le travail; mais on fut obligé ensuite de faire la céphalotripsie; alors survient chez la femme de l'anxiété, le pouls devient à 140; la face est grippée, le ventre ballonné et douloureux. Comme la femme était sur le point de succomber, M. Dubois tenta de débarrasser son utérus par le moyen le plus court, c'est-à-dire l'opération césarienne. La femme mourut une heure après.

N° 8. — (Maternité de Lyon.) G..... (Annette), 24 ans, primipare, arrive au terme de sa grossesse malgré des tentatives d'avortement qui ont été exercées par une femme du peuple, dès le premier mois. Ces tentatives ont consisté en tisanes purgatives énergiques, sangsues à la vulve, fumigations; mais aussi dans l'introduction d'une canule pointue dans le vagin et probablement dans l'utérus ; ces manœuvres ont duré trois jours. Les douleurs apparaissent, le 16 juillet 1859, à dix heures du soir. Rupture des membranes, le 17 au matin ; depuis ce moment, malgré des douleurs vives et des contractions énergiques, le travail n'avance pas. L'accoucheuse ayant reconnu une rigidité prononcée du col, et n'ayant pu s'en rendre maîtresse, ni par les bains, ni par la belladone, ni par la saignée, envoie la malade à la Charité, le 22 juillet.

Le 23. Celle-ci est dans une grande faiblesse ; le col est rigide, la dilatation à 2 francs, le vertex fortement appliqué contre le segment inférieur. Des battements de cœur distincts : on permit le grand bain, l'application de l'extrait de belladone et les lavements laudanisés.

Le 24. Même prescription.

Le 25, en l'absence de M. Berne, M. Bouchacourt voyant que le travail n'avance pas, que les forces s'épuisent, que le col conservant une certaine épaisseur reste dans une roideur tétanique, pratique sur celui-ci cinq scarifications. Au bout de peu d'instants, la tête descend jusqu'à ce que l'application du forceps étant possible, celui-ci amène la sortie d'un garçon mort-né ; le cœur ne battait plus depuis la veille au matin. La malade put sortir le 3 août.

Devons-nous trouver une certaine corrélation entre les tentatives d'avortement et l'état du col pendant l'accouchement ; cette corrélation, bien que ne pouvant être démontrée rigoureusement, présente cependant pour nous quelques probablilités. Remarquons que les tentatives ont été faites sur l'œuf par une main mal habile, et que le col n'a pas été probablement ménagé par l'instrument introduit; de là une métrite transnative du col qui, ayant duré plus ou moins longtemps, a pu amener une certaine modification dans le tissu de l'organe.

N° 9. — (Obs. relatée par M. Hubert dans les Annales de la Société de médecine d'Anvers.) Une primipare de 40 ans, en travail depuis le 24 mars, présentait, indépendamment d'un léger resserrement du détroit supérieur, les disposition suivantes : le col de l'utérus, dévié un peu en arrière et à gauche, avait le volume et la longueur de la dernière phalange du petit doigt; il était presque aussi dur que si la femme n'eût pas été enceinte, et il était si exactement fermé que c'était à peine si la pulpe du doigt indicateur pouvait reconnaître son orifice externe. Bien que les douleurs fussent prononcées et régulières, et que la femme semblât être à terme, au moins d'après les renseignements fournis, on essaya d'arrêter ses douleurs par l'administration du laudanum; mais ce fut en vain. Le 28, le col était considérablement raccourci, effacé, et ne se présentait plus que sous la forme d'un bourrelet épais de 4 millimètres. L'orifice, encore fermé, se laissait pourtant ouvrir par l'extrémité du doigt. Après un calme presque complet de deux jours, les douleurs se réveillèrent le 31, et bien qu'elles eussent continué jusqu'au 3 avril sans autres interruptions que celles qui marquent leur intermittence normale, la dilatation n'avait fait que très-peu de progrès, puisque, le 4 avril, l'orifice n'avait encore que la largeur d'une pièce de

1 franc. La fatigue et le découragement de la malade étaient tels que le Dr Hubert se décida à terminer l'accouchement, et il préféra à la version le débridement de l'orifice suivi de l'application du forceps ; le débridement fut pratiqué, et la douleur fut si minime que la patiente ne la ressentit presque pas. La tête ne fut entraînée qu'après des tractions assez fortes. L'enfant, garçon de 5 livres, était dans un état de mort apparente qui fut promptement dissipé. Suites des couches bonnes.

N° 10. — (Maternité de Lyon). Louise B...., 36 ans. Entre le 21 décembre 1858 ; elle a eu un accouchement prématuré artificiel quinze mois avant cette époque, à cause d'un rétrécissement antéro-postérieur de 7 centimètres, sa nouvelle grossesse paraît remonter à la fin d'avril, c'est-à-dire à sept mois trois quarts ; le col utérin est élevé, encore dur, et regarde en arrière ; la lèvre antérieure est très-allongée, présentant trois noyaux cicatriciels ; la lèvre postérieure présente un bord déchiqueté et deux noyaux d'induration ; le col n'est nullement entr'ouvert ; la femme commence à souffrir vaguement du ventre une dizaine de jours après son entrée, et descend à la salle de douleurs ; le col n'a pas bougé.

Le 2 et le 3 janvier, grand bain, injections émollientes huileuses.

Le 4, essai infructueux d'introduire dans le col de l'éponge préparée, alors on donne une douche de 10 litres.

Le 5 et le 6, douches de 20 litres. Surviennent des

douleurs hypogastriques et lombaires, un état général
sérieux avec tenesme vésical, diarrhée, fièvre, abattement, cet état persiste une douzaine de jours.

Le 16 janvier, la malade se trouve assez bien pour
supporter une deuxième tentative d'application d'é-
ponge préparée. Cette fois l'introduction de l'éponge
est plus facile que la première fois, mais 4 heures
après, l'appareil se trouve déplacé, bien qu'on ait appliqué un gros tampon pour maintenir l'éponge ; toutefois celle-ci a déjà amené quelques douleurs et quelques
contractions.

Le 17, nouvelle application d'éponge.

Le 18, l'éponge est fortement serrée, le col utérin
est devenu très-sensible, et les douleurs augmentent,
durent déjà de deux à trois minutes avec des intervalles de quatre à cinq minutes ; le col est moins long,
l'orifice externe est à 1 franc, l'orifice interne, bien
qu'entr'ouvert, ne laisse pas passer le doigt ; les douleurs durent jusqu'au lendemain cinq heures du matin,
puis elles se calment.

Le 19, à onze heures, on extrait l'éponge qui est volumineuse et malodorante, puis douche de 5 litres ; à
quatre heures, bain ; à six heures, dernière douche
de 6 litres après laquelle le col est à 2 francs ; l'orifice
interne se laisse franchir par le doigt, la poche des
eaux se forme ; à sept heure et demie du soir, la malade, qui n'avait pris qu'un potage léger et se disposait
à dormir, est prise d'un frisson intense avec point de
côté, dyspnée, le pouls s'élève à 130 ; en même temps
les douleurs reparaissent très-fortes. On donne infu-
sions chaudes aromatiques, potion diaphorétique.

A neuf heures, amendement favorable dans l'état général ; de plus, l'effacement du col est complet et la dilatation à 3 francs.

Le 20 à six heures du matin, rupture des membranes, dilatation à 5 francs ; à sept heures et demie douleurs expulsives ; à huit heures et demie le col est franchi, délivrance naturelle ; enfant bien portant venu en première position du vertex ; suites de couches un peu pénibles.

Exeat le quinzième jour des couches.

N° 11. — (Maternité de Lyon) Marie B....., 20 ans, primipare à terme ; les premières douleurs apparaissent le 7 mars au matin ; les membranes se rompent le 8 à onze heures du soir ; on reconnaît une première position du vertex ; mais le col reste seulement à 3 francs, il est d'une rigidité cartilagineuse ; il a fallu près de quarante heures pour l'amener à cette dilatation ; M. Bouchacourt le lendemain matin, c'est-à-dire le 9 mars à onze heures pratique le débridement en cinq points ; l'accouchement a lieu naturellement à huit heures et demie du soir ; suites bonnes.

N° 12. — (Maternité de Lyon). Marie B....., 21 ans, primipare à terme ; les douleurs apparaissent le 25 juillet à six heures du matin. Le 26 à neuf heures et demie du matin, la dilatation est à 2 francs depuis sept ou huit heures, et ne fait aucun progrès malgré l'administration d'un grand bain de deux heures. Les douleurs expultrices commençant à affaiblir beaucoup les forces de la malade, le col restant dur d'une manière permanente et conservant une certaine épaisseur, M. Bouchacourt se décide à pratiquer le débridement, l'opération a lieu à neuf heures et demie du matin, et l'accouchement se fait avec facilité une heure et demie après. Les suites de couches sont normales.

N° 13. — (Maternité de Lyon). Quelette, 27 ans, à terme; c'est un deuxième accouchement (le premier a été terminé par la version). Apparition des douleurs le 2 mars 1854 à quatre heures du soir, rupture des membranes à sept heures et demie.

Le 3 au soir, on reconnaît une première position du vertex; le col est à 3 francs, dur et résistant. M. Bouchacourt pratique le débridement le lendemain matin, et comme deux heures après la tête restait encore au-dessus du détroit supérieur, on fait la version, l'enfant était une fille syphilitique morte depuis une semaine ou deux et ayant une tête volumineuse.

La femme est sortie bien portante le 17 mars.

II. Nous allons maintenant donner quelques observations qui ont trait à la rigidité spasmodique.

N° 14. — (Observation de la thèse de M. Tissier, 1860). — Observation d'hystérotomie pratiquée par M. Dubois pour un spasme du col, le 10 novembre 1858; deux incisions; succès.

N° 15. — Observation de la même thèse. Observation d'hystérotomie pratiquée par le Dʳ Domerc, le 2 août 1860, pour un cas de spasme du col accompagné d'un peu de prolapsus. La dilatation n'a pas dépassé un demi-franc ; une incision unique de 4 centimètres, faite avec des ciseaux coudés suffit pour amener une dilatation rapidement complète. Remarquons toutefois que cette incision unique et assez grande n'était pas d'une pratique très-prudente.

N° 16. — (Observation de la même thèse). — Il s'agit d'une primipare à huit mois et demi de grossesse, et qui a ressenti les premières douleurs le 6 février 1859 à trois heures du matin. Quatre ou cinq jours auparavant, il y avait eu un œdème considérable des parties génitales, œdème qui avait disparu pour reparaître aux premières douleurs (le 6 février). Les contractions demeurèrent suffisamment énergiques pendant vingt-quatre heures. Au bout de ce temps (le 7), M. Dubois trouva le col à peine entr'ouvert, il est même tendu dans les deux tiers postérieurs de son contour ; la lèvre antérieure est un peu œdémaciée, mais dure et résistante ; elle est comprimée par la tête du fœtus et paraît très-douloureuse au toucher. Les contractions sont également très-douloureuses. Pour rendre le travail plus efficace par la diminution des douleurs, M. Dubois fit respirer le chloroforme. Une inhalation d'un quart d'heure suffit pour calmer l'agitation générale et faire cesser la tension du col. On put alors facilement passer l'index au-dessus, et le léger degré d'œdème de la lèvre antérieure disparut promptement. L'accouchement fut dès lors facile.

N° 17. — (Observation relatée dans les *Annales de*

Médecine d'Anvers par M. Hubert professeur à l'Université de Louvain).

Une fille de dix-neuf ans, robuste, primipare, dont les pieds étaient infiltrés, la face et les mains bouffies, fut prise, quelques heures après le début du travail, le 4 avril à onze heures du soir, de convulsions éclamptiques. Les accès convulsifs et l'état comateux se succédaient sans intervalles lucides, le col restait à 2 francs, tendu et assez mince. Deux saignées, un bain, l'extrait de belladone sur l'orifice furent employés sans succès, et le 5 à deux heures et demie du soir l'état général restait le même, quoique le volume de l'utérus eût été diminué par l'évacuation d'une partie du liquide amniotique. La dilatation ayant cependant acquis la largeur d'une pièce de 5 francs, le Dr Hubert prit le parti de terminer l'accouchement. La version n'était pas absolument impossible, sans doute ; la tête quoique basse pouvait être soulevée facilement ; une dilatation graduelle aurait, sans doute, permis de franchir l'orifice ; mais ce n'eût pas été sans danger pour l'intégrité de cette partie, et au passage de la tête, une déchirure fatale aurait pu s'opérer. M. Hubert préféra débrider l'orifice ; deux petites incisions, l'une à gauche, l'autre à droite, furent pratiquées avec un long bistouri boutonné sans que la femme témoignât la moindre sensibilité ; après quoi, le forceps fut appliqué, et bientôt fut extrait un garçon de huit livres dans un état apoplectique qui fut promptement dissipé. Huit accès eurent encore lieu après la délivrance, malgré la continuation d'un traitement énergique. Bientôt pourtant les accidents se dissipèrent ;

le 7 la connaissance revint; le vingtième jour la guérison était complète.

N° 18. — (Maternité de Lyon.) Il s'agit d'une primipare dont la grossesse, qui paraît remonter au mois de septembre, a été accompagnée de troubles du côté des voies digestives, de perte d'appétit, d'amaigrissement, de chagrins. Les premières douleurs ont commencé le 7 juin à onze heures du soir, et ont continué avec assez d'intensité jusqu'au 8, jour d'entrée de la malade; celle-ci présente un ventre volumineux, l'utérus est légèrement incliné à gauche, le col est entr'ouvert de 5 centimètres, du reste dépressible, la poche des eaux est volumineuse, on perçoit la tête; le même jour (le 8), vers le midi la dilatation se complète, à trois heures et demie la poche des eaux se rompt et le col revient à 5 francs, tout en conservant sa dispressibilité; deux heures après, des vomissements bilieux surviennent et persistent pendant toute la soirée; les douleurs qui s'étaient interrompues reparaissent alors avec une grande intensité; la tête tend à s'engager en première position du vertex; mais le col a perdu sa souplesse, ce que l'on reconnaît surtout dans les courts intervalles que laissent les douleurs. A neuf heures, la femme ne pouvant plus supporter ses douleurs, et étant couverte d'une transpiration froide, M. Bonchacourt est appelé; il décide l'application du forceps, qui ne se fait pas sans difficulté, surtout pour la branche gauche. On dut faire des efforts longtemps prolongés pour terminer le dégagement; délivrance naturelle un quart d'heure après. L'enfant est un garçon volumineux ; le cordon forme 2 circulaires autour de son cou ; il est dans un état de mort apparente ; on laisse un peu saigner le cordon ; on pratique l'insufflation, en même temps que des pressions alternatives sur le thorax. Bains tièdes, flagellation, l'enfant est ramené à la vie ; il présente une bosse sanguine assez volumineuse sur la région pariétale droite.

Le lendemain des couches, 9 juin, la malade se trouve bien.

Le 10 et le 11 juin, fièvre forte, et accompagnée de transpirations abondantes anomales.

Les 12 et 13, la transpiration diminue ; il y a gonflement des seins ; mais la fièvre persiste : suppression des lochies, ventre douloureux. Oppression traduite par le soulèvement du diaphragme.

Les 14, 15 et 16, survient une éruption miliaire confluente, accompagnée de ballonnement du ventre, de transpirations excessives, d'un sentiment d'angoisse. Le facies est altéré ; les lochies n'ont pas reparu depuis le 13.

Le 18. — L'éruption diminue ; diarrhée légère, mais carphologie, délire, mort le 19 à une heure du matin ; pas d'autopsie.

Cette mort, au milieu de symptômes généraux insidieux, l'absence de signes phlegmasiques du côté du petit bassin, enfin la coexistence de la fièvre puerpérale dans les salles, toutes ces circonstances ne concourent-elles pas à montrer que cette issue fâcheuse est tout à fait indépendante de la manière dont s'est terminé l'accouchement ?

Nº 19. — (Maternité de Lyon), Marie B....., primipare de 26 ans, constitution vigoureuse, grossesse bonne.

Ses douleurs se font sentir dans la journée du 18 avril, le 19 a lieu la rupture de la poche des eaux; le 20 la dilatation n'est encore qu'à 2 francs et le col manque de souplesse.

Ce n'est que le 21, après l'administration d'un grand bain, ainsi que l'application de la belladone sur le col et de cataplasmes laudanisés, que celui-ci se ramollit et passe à 5 francs de dilatation ; mais, dans la soirée du même jour, les contractions deviennent de plus en plus énergiques, et cependant la dilatation n'augmente pas; le col est un peu revenu sur lui-même; il est dur et tendu.

Ce travail prolongé fatiguant horriblement la malade, M. Bouchacourt se décida le lendemain matin (le 22) à faire l'hystérotomie ; le spéculum, introduit à cet effet, est mal supporté par la malade; on le retire, après avoir toutefois bien reconnu les positions des diverses parties, puis avec un ténotome mousse introduit non sans peine entre la tête et la partie interne du col, on fait 5 incisions, 3 en avant et 2 en arrière, chacune de 4 millimètres environ. L'accouchement ne tarde pas à se faire deux heures après, et pendant la nuit la femme recouvre le repos qu'elle avait perdu. — Prescription : pot., teinture d'aconit, 40 gouttes ; til., fel d'or.

Après des alternatives de fortes réactions fébriles et d'amélioration, l'état général devint bon, des plaques diphtéritiques qui s'étaient développées sur la

vulve, ne tardèrent pas elles-mêmes à disparaître. Sortie
le 6 mai.

N° 20. — (Maternité de Lyon), Benoite B....., 26 ans.
Menstruation irrégulière, pertes blanches habituelles,
chlorose. Apparition des douleurs le 25 juillet au matin.
Le 27 à neuf heures du matin, malgré un grand bain
pris la veille, la dilatation n'étant encore qu'à 5 francs,
le col en avant et à droite étant très-résistant, on
place la malade dans un bain où elle reste deux
heures. A la sortie du bain, on porte sur le pourtour
du col une petite boulette d'extrait de belladone pur
qu'on fait fondre sur place, et dont on frictionne le
col ; la dilatation ne fut complète qu'à sept heures du
soir, heure à laquelle l'accouchement s'effectua ; mais
l'enfant était mort pendant le travail. Le matin on
avait constaté les battements de son cœur; on re-
marqua l'odeur infecte et l'état bourbeux des eaux.
Il y eut pendant quelques heures un peu de dilatation
de la pupille sans altération de la vision. Exeat le
4 août.

N° 20. — (Maternité de Lyon.) Marie R....., primipare à terme, éprouve les premières douleurs le
12 juin au soir (1860). Le 13 au matin, les douleurs
sont assez fortes et reviennent toutes les cinq minutes.
A onze heures, rupture de la poche des eaux, col dilatable, effacé, arrivé à 3 francs, première position du
vertex; à une heure, le col est rigide et se referme, la
dilatation est revenue à 1 franc. Application d'extrait
de belladone sur le col, bain de siége, nouvelle appli-

cation de belladone; à trois heures, la dilatation est revenue à 3 francs, formation d'une nouvelle poche des eaux, mais le col est encore un peu résistant; il est porté en arrière par suite d'une antéversion utérine assez prononcée; la lèvre antérieure est un peu boursouflée; la lèvre postérieure, qu'on atteint difficilement, reste amincie; les douleurs persistent avec intensité : nouveau bain, application d'extrait de belladone, troubles consécutifs de la vision. A six heures, la dilatation est complète, on réduit la lèvre antérieure par une pression légère exercée avec l'index, et à huit heures l'accouchement se fait naturellement ; fœtus : garçon bien portant, de 2,500 grammes ; placenta très-épais, oblong, mesurant 18 centimètres dans son plus grand diamètre et 12 centimètres dans son plus petit, cordon de 56 centimètres inséré à 6 centimètres de la circonférence sur le grand diamètre, membranes saines, largement perforées près du placenta; suites de couches un peu pénibles. Exeat le 22 juin.

N° 22. — Qu'il me soit permis de citer un fait personnel. Occupant par intérim un poste médical vacant près Lyon, je fus retenu (janv. 1863) par une femme habitant le faubourg de Vaise pour ses couches qui devaient être prochaines ; mais, à cause de la distance qui la séparait de ma propre habitation, je ne pus me charger de l'accoucher. Quinze jours après, je suis mandé auprès de cette malade par la sage-femme qui l'assistait: celle-ci me dit qu'il y avait un obstacle insolite qui enrayait le travail et faisait souf-

frir beaucoup la femme, obstacle dont elle ne se rendait
pas parfaitement compte. Les eaux s'étaient écoulées depuis environ sept heures ; la femme poussait de temps
en temps des cris formidables, se plaignait des reins, et
les vives douleurs qu'elle ressentait étaient parfaitement accompagnées de contractions utérines percep-
tibles à la palpation abdominale, si bien que la sage-
femme attendait d'un moment à l'autre l'issue de la
tête, et son attente était continuellement trompée.

Ayant touché avec attention, je trouvai l'ouverture
du col ayant près de 5 centimètres de diamètre, et
ayant un rebord très-mince et très-tendu. Le conduit
utéro-vaginal était chaud et sec, la tête était un peu
engagée, je reconnus une première position du sommet ; seulement, le mouvement de rotation qui avait
déjà commencé ne s'était pas complété, et la tête était
un peu inclinée sur le côté gauche, si bien qu'on percevait dans son entier la bosse pariétale droite. J'at-
tribuai l'arrêt du travail plutôt à une tension spasmodique du col qu'au défaut de rotation de la tête ; d'ailleurs, le forceps était difficilement applicable à cause
de l'inextensibilité de l'orifice utérin, et je me décidai
à essayer d'abord les effets de l'anesthésie. J'avoue
qu'il me fallut pousser les inhalations d'éther jusqu'à
l'anesthésie complète et même les prolonger longtemps avant d'obtenir un changement dans l'état du
col ; mais à la fin l'extensibilité du col reparut, et l'éther
fut retiré. Ayant alors attendu, je ne tardai pas à observer que la tête, tout en progressant, ramenait
l'occiput toujours plus en avant ; le reste de l'accouchement fut naturel : l'enfant était mort, c'était un

garçon volumineux. Je me rappelle avoir donné également à mon ami et confrère, M. Dussaud, de Nîmes (voy. sa thèse de 1859), une observation d'éclampsie accompagnant le travail, dans laquelle les inhalations anesthésiques eurent le meilleur effet, et sur la crise éclamptique, et sur la marche du travail.

Nº 23. — (Maternité de Lyon.) Jeanne B......., 22 ans, primipare à terme, ressent les premières douleurs le 21 juin à une heure du matin ; on trouve à la visite (du 21) que le col est effacé et dilaté de la largeur d'une pièce de 0,25 centimes, la poche des eaux est tendue, les bruits du cœur fœtal sont sourds ; à quatre heures du soir, la dilatation du col est à 3 francs. Rupture naturelle des membranes, après laquelle l'orifice revient à 2 francs ; la lèvre antérieure vient coiffer la tête qui se présente et offre une rigidité assez grande.

A sept heures, bien que les douleurs se soient soutenues, le travail n'a fait aucun progrès, la présentation est irrégulière, on sent l'oreille gauche à l'orifice utérin. Prescription : bain de siége, injection huileuse et friction à l'extrait de belladone. A neuf heures, même état ; nouveau bain. A onze heures du soir, la dilatation était complète et l'accouchement put se terminer, ce qui se fit une demi-heure après. Suites de couches bonnes ; exeat le 30 juin.

TABLE DES MATIÈRES.

Paris. — A. PARENT, Imprimeur de la Faculté de Médecine, rue Monsieur-le-Prince, 31.

www.ingramcontent.com/pod-product-compliance
Ingram Content Group UK Ltd.
Pitfield, Milton Keynes, MK11 3LW, UK
UKHW020306130726
13696UKWH00003B/910